[illegible]teur Joseph NOÉ, [illegible]

de la Faculté de Paris,

[illegible]auréat de l'École Supérieure de Pharmacie,

[illegible] Chef de Laboratoire de la Faculté de Médecine.

N° 3

L'INFECTION GRIPPALE

Pathogénie et Traitement pratique

PAR LE

Docteur Joseph NOÉ

Prix : 1 fr. 50

PARIS

LIBRAIRIE MÉDICALE ET SCIENTIFIQUE

JULES ROUSSET

1, rue Casimir-Delavigne, et 12, rue Monsieur-le-Prince

—

1909

ACTUALITÉS THÉRAPEUTIQUES

Objet. — Cette nouvelle publication a pour but de mettre au point les questions actuelles de thérapeutique.

Ce but ne pouvait être atteint que par des monographies, d'étendue convenable, et synthétisant l'état des questions. Des commentaires placés en marges font ressortir les points intéressants et permettent ainsi une information suffisante, sans perte de temps.

Les *Actualités Thérapeutiques* ne veulent pas être un journal. Elles constitueront une **Bibliothèque de pharmacothérapie**, tenant au fur et à mesure au courant du mouvement thérapeutique. Elles s'efforceront surtout de donner des notions précises, permettant de se guider scientifiquement parmi les médicaments nouveaux et les médications récentes, dans le but d'acquérir une opinion exacte et rationnelle sur leur valeur comparative. *L'œuvre critique et originale qu'elles se proposent pourra conduire à un choix plus judicieux des agents thérapeutiques.*

Mode de publication. — Les *Actualités Thérapeutiques* paraissent à dates indéterminées et par fascicules in-8° carré, de teneur et de prix variables.

En raison de la diversité d'importance des questions traitées, nous avons cru mieux faire en ne fixant pas les monographies à un nombre déterminé de pages. La constance du format permettra de les conserver d'une façon commode.

NOTA. — **Pour tous renseignements, s'adresser au Dr J. NOÉ, 51, Boulevard Montparnasse (Paris VIe).**

EN PRÉPARATION :

Pharmacothérapie de l'adrénaline.
Médication salicylée externe.
Médication sthénique.
Excipients médicamenteux.
La spartéine en thérapeutique.
Insomnie; son traitement physiologique.
Laits fermentés.
Cure des hémorrhoïdes.
Le phosphore organique en thérapeutique.
Traitement physiologique de la constipation.
Les Lois de l'homéopathie et de la science moderne.
Médication salicylée interne.
Succédanés [illegible] de la quinine.
L'idiosyncrasie.
Traitement du nervosisme.
Thérapeutique des piqûres et morsures venimeuses.
La médication bromique.
Les silicates et fluosilicates en thérapeutique.
L'état colloïdal et la thérapeutique.
Propriétés pharmacodynamiques des fonctions chimiques.
Les modes d'administration des médicaments.
Le [illegible] arthritique et la thérapeutique.
La médication vanadique.
Les cholagogues.
La pyridine et ses dérivés en thérapeutique.
Les diurétiques.
Les expectorants

ACTUALITÉS THÉRAPEUTIQUES
PUBLIÉES SOUS LA DIRECTION
du
Docteur Joseph NOÉ, O
de la Faculté de Paris,
Lauréat de l'Ecole supérieure de Pharmacie,
Ex-Chef de Laboratoire de la Faculté de Médecine

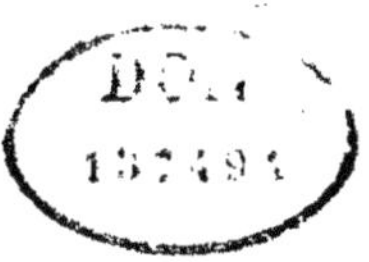

N° 3

L'INFECTION GRIPPALE

Pathogénie et Traitement pratique

PAR

le Docteur Joseph NOÉ

OUVRAGES

DU MÊME AUTEUR

Recherches sur la vie oscillante, *Essai de biodynamique.* — Un vol. in-8° de 372 pages, avec 38 graphiques et deux figures dans le texte ; Paris, Librairie Alcan, 1903. — Prix : 7 francs.

Mention très honorable à l'Académie des Sciences de Paris (Concours du Prix Philipeaux en 1904).

La Toux, *son traitement rationnel.* — Un opuscule de 54 pages, avec 3 planches dans le texte ; Paris, Librairie Masson, 1905.

La Médication iodique, *Etude comparative de ses différentes formes et de leurs indications respectives.* 2e édition en 1908 (avec supplément); Paris, Librairie Rousset. — Prix : 1f50.

Le Catarrhe bronchique, *son traitement rationnel.* Paris, Librairie Rousset, 1908. — Prix : 1f50.

L'Alexine (*granulé phosphorique*) et le **Neuro-Arthritisme.** N° 1 de la Bibliothèque internationale des Spécialités pharmaceutiques ; Paris, Librairie Rousset, 1908. — Prix : 1 franc.

Les **Gouttes Nicau** et les **Toux spasmodiques.** N° 2 de la Bibliothèque internationale des Spécialités pharmaceutiques; Paris, Librairie Rousset, 1909. — Prix : 1 franc.

ACTUALITÉS THÉRAPEUTIQUES
PUBLIÉES SOUS LA DIRECTION
du
Docteur Joseph NOÉ,
de la Faculté de Paris,
Lauréat de l'Ecole Supérieure de Pharmacie,
Ex-Chef de Laboratoire de la Faculté de Médecine.

N° 3

L'INFECTION GRIPPALE

Pathogénie et Traitement pratique

PAR LE
Docteur Joseph NOÉ

Prix : 1 fr. 50

PARIS
LIBRAIRIE MÉDICALE ET SCIENTIFIQUE
JULES ROUSSET
1, rue Casimir-Delavigne, et 12, rue Monsieur-le-Prince
—
1909

ACTUALITÉS THÉRAPEUTIQUES

PUBLIÉES SOUS LA DIRECTION

du

Docteur **Joseph NOÉ**,

de la Faculté de Paris,
Lauréat de l'École supérieure de Pharmacie,
Ex-Chef de Laboratoire de la Faculté de Médecine

MONOGRAPHIES PARUES*

N° 1

La Médication iodique, *Étude comparative de ses différentes formes et de leurs indications respectives.* — 1re édition en 1906; 2e édition *(avec supplément)* en 1908. — Prix : **1f50.**

N° 2

Le Catarrhe bronchique, *son traitement rationnel.* — 1re édition en 1908. — Prix : **1f50.**

* MM. *les Docteurs* qui désirent collectionner ces Monographies peuvent s'adresser directement au Docteur **J. NOÉ, 51, Boulevard Montparnasse (Paris, VIe).**

INTRODUCTION

CONSIDÉRATIONS DE PATHODYNAMIQUE

Importance de la notion de terrain.

L'engouement pour les études bactériologiques, qui caractérise l'étape actuelle de la médecine et que légitime, d'ailleurs, dans une certaine mesure, l'attrait de la nouveauté, risque souvent de trop reléguer dans l'ombre la notion, si complexe, de terrain dont les physiologistes s'efforcent de dévoiler les secrets. Les facteurs qui conditionnent la genèse et l'évolution des processus morbides ne peuvent être simples et, en particulier, pour ce qui concerne les maladies infectieuses, la détermination de l'élément contagieux semble tout-à-fait insuffisante. *Ce qu'il importe le plus d'envisager, c'est la réactivité de l'organisme, c'est le mode suivant lequel ce dernier subit l'impression ou y résiste.*

La médecine doit tendre, de plus en plus, à devenir biologique.

La prédisposition, innée ou acquise, qui constitue la source de la morbidité, se rattache évidemment à la notion générale de vitalité. Mais il est difficile d'en comprendre les mécanismes et de saisir les liens qui les subordonnent. Quoi qu'il en soit, la médecine doit tendre de plus en plus à devenir biologique; et c'est, du moins, d'après cette tendance qu'il importe d'aborder l'étude des affections saisonnières.

A propos de ces dernières, on s'est demandé quelle signification pouvait être attribuée, dans l'état actuel de la science, à la vieille conception du *génie épidémique*. Mais on n'a guère attaché d'importance qu'au fait même de la contamination et à ses causes efficientes. Quant aux influences météorologiques ou cosmiques, on ne leur attribue qu'un rôle très accessoire et, quand on y fait allusion, ce n'est que pour signaler leurs rapports avec la virulence des germes microbiens.

La contamination de l'organisme est fonction, avant tout, de sa réceptivité.

Pourtant, on doit admettre que la contamination de l'organisme est fonction, avant tout, de sa réceptivité, car un germe ne peut se développer n'importe où, ni n'importe comment.

Les conditions spéciales de terrain sont primordiales : non-seulement elles préparent l'infection, mais encore elles en dirigent l'allure et lui impriment les diverses modalités qui sont le point de départ des formes cliniques.

Toute la difficulté consiste dans la compréhension des mécanismes de la réceptivité. On peut, sans doute, invoquer les différences de constitution humorale et, en fait, elles interviennent pour une large part dans le déterminisme évolutif des processus infectieux. Mais la seule considération des qualités d'ordre statique ne suffit pas à expliquer les oscillations de susceptibilité morbide, et on se trouve ainsi amené à subordonner ces dernières à des propriétés biodynamiques qui ressortissent, en fin de compte, à des oscillations spécifiques de l'activité nerveuse.

La susceptibilité morbide se rattache, en fin compte, à des oscillations spécifiques de l'activité nerveuse.

PÉRIODISME BIO-COSMIQUE

Dans mes *Recherches sur la vie oscillante* (1), je me suis attaché à démontrer que les phénomènes de sommeil saisonnier, si répandus dans la série des êtres, résultent d'une adaptation fonctionnelle au périodisme cosmique, et qu'à mesure que l'animal se développe ou évolue, cette adaptation devient de plus en plus étroite.

Effort d'adaptation au périodisme saisonnier.

L'effort d'adaptation entraîne la manifestation périodique de fonctions de défense, dont la fréquence traduit le degré de vitalité et, par suite, la capacité de résistance.

Comme par une sorte de *résonnance syncosmique*, l'être vivant subit donc l'impression fatale des variations du milieu ambiant; et chaque individualité se distingue par une forme spéciale de *périodisme bio-cosmique*, qui entraîne un cycle particulier des phénomènes nutritifs.

La pathogénie saisonnière est surtout liée à la réceptivité que crée la défaillance des fonctions de défense.

Il résulte des modalités constitutionnelles, correspondant au périodisme saisonnier, qu'*il existe une pathogénie, ressortissant non seulement à l'exaltation météorologique de la virulence microbienne, mais surtout à la réceptivité que crée la défaillance des fonctions de défense, par suite de l'épuisement de l'activité nerveuse, régulatrice du métabolisme saisonnier.*

INDIVIDUALITÉ GRIPPALE

C'est surtout pour la grippe que nous paraît devoir être invoquée cette **réceptivité bio-cosmique**, dont nous avons contribué à établir les bases expérimentales. Quelle que soit l'opinion que l'on professe au sujet de l'origine plus ou moins spécifique de cette affection, on s'accorde généralement sur son caractère clinique dominant, qui est, sans nul doute, *l'état d'asthénie profonde dans lequel le malade se trouve rapidement plongé* pour un laps de temps, souvent fort longtemps. En raison de sa brusquerie, de son intensité et de sa ténacité, la prostration est certainement hors de proportion avec les processus locaux d'inflammation que traduisent les phénomènes catarrhaux des voies aériennes. *L'infection grip-*

L'infection grippale répond à une véritable sidération nerveuse.

---

(1) J. Noé. *Recherches sur la vie oscillante.* Essai de biodynamique. Paris, librairie Alcan, 1903.

pale comporte donc une véritable sidération nerveuse, qui répond à la spécificité d'un syndrome clinique et qui, en démontrant l'affinité de localisation des toxines microbiennes, dénote en même temps le lieu de moindre résistance de l'économie.

Cette *atteinte de la vitalité*, qui est le trait caractéristique de l'affection, relègue au second plan les symptômes de phlegmasie, qui avaient, tout d'abord, retenu l'attention. Elle leur donne même un cachet particulier et peut, dans une certaine mesure, permettre de concevoir la *multiplité des formes cliniques* et la *variété de nature de l'élément microbien incriminé*, lesquelles sont fonction de la variabilité de résistance et des variations de réactivité.

L'atteinte de la vitalité relègue au second plan les symptômes de phlegmasie.

PRINCIPES DE MÉDICATION ANTIGRIPPALE

La prédisposition nerveuse, qui est la base de l'attaque grippale, doit être, pour la thérapeute, l'objet d'une préoccupation constante. Il faut s'efforcer de la combattre, sinon dans sa genèse, du moins dans ses conséquences ; car c'est elle qui est la source de tout le mal et qui, en particulier, ouvre la porte au pire des ennemis : le bacille de Koch.

Il faut aussi lutter directement contre l'intoxication microbienne, en réveillant le pouvoir phagocytaire et en soutenant les fonctions de défense.

Il faut enfin prévenir les complications, en combattant les symptômes locaux et en se souvenant que la fragilité du poumon constitue le danger principal de la phlegmasie grippale.

La thérapeutique antigrippale ne peut donc être simple et se réduirait difficilement à un traitement spécifique. *Nous envisagerons donc surtout l'application d'une médication syndromique* et signalerons les *avantages pratiques de la créosote soluble*, telle qu'elle se trouve représentée dans le *Sirop Famel* sous forme de lactate phospho-calcique. Ces avantages sont réels, non seulement en tant que cure de l'affection grippale, mais encore au point de vue de la prophylaxie de ses conséquences.

La thérapeutique grippale ne peut se réduire à un traitement spécifique.

CHAPITRE I

Etiologie microbienne

L'entité morbide de la grippe a été fort discutée.

On a beaucoup discuté et on discutera probablement encore pour savoir si la grippe mérite de figurer dans le cadre nosologique, à titre d'entité morbide. Les uns pensent qu'on ne peut, scientifiquement, la distinguer des affections catarrhales saisonnières. Les autres prétendent, surtout au nom de la clinique, qu'on doit la considérer comme une maladie générale spécifique, déterminée par un microbe particulier.

La diversité des opinions a pu, dans certains cas, aller jusqu'à l'intransigeance, si l'on on juge par la célèbre boutade de Broussais : « La grippe est une invention des gens sans le sou et des médecins sans clients qui, n'ayant rien de mieux à faire, se sont amusés à créer ce farfadet. » On avouera que la discussion, parvenue à un tel degré, se trouve d'avance frappée de stérilité ; ce n'est pas avec les paradoxes que s'édifie la science, ni que se codifie la saine pratique.

ABUS DU DIAGNOSTIC DE GRIPPE

Il faut, d'ailleurs, reconnaître qu'on abuse souvent du diagnostic de grippe et, que sous ce rapport, le médecin se voit parfois obligé de subir la pression de son client. « En temps d'épidémie, dit très justement M. Loiselet (1), le praticien a toujours tendance à faire rentrer chaque état pathologique pour lequel il est consulté dans l'épidémie régnante, et cela d'autant plus facilement que certains symptômes s'en rapprochent davantage.

« Nous avons grande tendance à considérer toutes les grandes épidémies de grippe observées depuis plusieurs siècles comme des poussées offensives de microbes pathogènes connus ou inconnus : de là cette grande morbidité qui, sous son polymorphisme, garde toujours le caractère infectieux. Les causes de ces poussées sont absolument inconnues.

« Au lieu de dire : cette maladie (la grippe), il serait plus juste de dire : les maladies que l'on confond sous ce nom. »

La confusion est surtout faite avec les catarrhes saisonniers.

La confusion est naturellement faite avec les simples catarrhes saisonniers des voies respiratoires ou digestives et se comprend même, dans une certaine mesure ;

---

(1) Loiselet. *Thèse de Paris*, 3 février 1898 : Essais sur certains états infectieux attribués à la grippe.

mais ce que l'on conçoit moins, c'est la facilité avec laquelle on use, en tous temps, de l'étiquette grippe à propos de toute affection dont le diagnostic est plus ou moins certain. On a également trop souvent tendance à accoler la qualification de grippale à des maladies organiques bien caractérisées, et à en exprimer la gravité en disant que la grippe est tombée sur tel ou tel organe.

Ces abus de langage ne font que traduire un état d'esprit et prouvent suffisamment quelles obscurités encombrent le problème de l'infection grippale. Comment s'entendre sur la valeur d'un terme, lorsqu'on en ignore ou méconnait les rapports ?

Sans doute, la notion de spécificité grippale est hérissée de difficultés, par suite de la complexité des facteurs qu'elle comporte. Mais ce n'est pas une raison pour en nier la légitimité, ni même pour en négliger les limites.

Le cadre de cette brochure ne nous permet pas d'entrer dans les détails du débat; nous nous contenterons d'en indiquer les résultats généraux, dont le point de vue peut fixer la thérapeutique.

SPÉCIFICITÉ SYNDROMIQUE DE L'INFECTION GRIPPALE

Les uns disent : la grippe existe et correspond ou doit correspondre à un microbe spécifique. Les bactériologues répondent : la grippe n'est pas ou peut ne pas être fonction d'un microbe spécifique, donc elle n'existe pas. Ces deux opinions extrêmes pourraient avoir un moyen terme qui les concilierait : à savoir, **l'existence de l'infection grippale en tant que syndrome.** C'est cette opinion moyenne qu'a exprimé M. Raymond Bernard (1) de la façon suivante : « En principe, dit-il, on devrait admettre qu'il y a grippe quand un microorganisme de nos voies respiratoires acquiert assez d'activité pour exercer cette fonction virulente au-delà du pharynx et de l'organisme où il est né. Du reste, la *fonction grippogène* est éventuelle et aléatoire, son déterminisme étant, sans doute, très compliqué. »

La grippe peut ne répondre qu'à un syndrome.

De sorte que « la grippe n'est plus qu'un syndrome clinique et épidémiologique, résultant d'une pathogénie microbienne complexe ou variable. »

Cette interprétation ne convient guère à l'esprit des cliniciens, qui n'attachent, généralement, l'idée de spécificité qu'à des types morbides, susceptibles de différenciation bactériologique. Mais pourquoi refuser la même autonomie à un ensemble de modifications fonctionnelles, correspondant à un faisceau déterminé de caractères cliniques? La pathologie générale ne peut-elle pas être la source de critériums, tout aussi bien que la

L'idée de spécificité ne doit pas être limitée à des types morbides susceptibles de différenciation bactériologique.

(1) Raymond Bernard. *Soc. méd. des Hôp. de Paris*, 10 mars 1905.

pathologie particulière? L'anémie, par exemple, constitue un syndrome dont la spécificité est indéniable; et, cependant, elle est le résultat des causes les plus diverses. L'individualisme peut être d'ordre général et concerner une famille, autant que ses membres.

Au point de vue de l'infection grippale, on ne peut donc qu'acquiescer aux observations suivantes de Raymond BERNARD (1), tendant à « concilier les exigences contradictoires de la vieille clinique et de la jeune bactériologie. »

« 1° Le même agent pathogène peut créer des lésions diverses et sur des organes divers. Donc, les cliniciens ont raison quand ils distinguent les les formes thoraciques abdominales, nerveuses, etc., de la grippe;

« 2° Des agents pathogènes divers peuvent créer la même lésion et sur le même organe. Donc, les bactériologistes n'ont pas tort en refusant à la grippe (tout court) le bénéfice de l'unicité et de la spécificité. »

Ces principes d'étiologie microbienne permettent de concevoir l'allure protéiforme et le polymorphisme; mais ils s'appliquent à toute maladie infectieuse et ne peuvent constituer des motifs de différenciation. *La bactériologie ne peut donner la clef idéale de tous processus morbides; c'est la réactivité de l'organisme qui subordonne, en principal ressort, leur genèse et leur évolution.*

VALEUR PATHOGÉNIQUE DES INFLUENCES SAISONNIÈRES

Le périodisme saisonnier des phénomènes vitaux est la source d'une réceptivité morbide.

A notre avis, en ce qui concerne la grippe, une importance primordiale doit être attribuée au fait général du périodisme saisonnier des phénomènes vitaux, d'où découle la réceptivité morbide, d'ordre bio-cosmique, sur laquelle nous avons attiré l'attention. C'est particulièrement dans ce sens que doit être interprétée la notion de caractère planétaire, exprimée par G. ANDRÉ (2) dans les termes suivants : « C'est une épidémie planétaire, a-t-il dit à propos de la grippe, et on ne peut s'expliquer l'instantanéité et la généralisation de cette affection qu'en supposant que notre planète a dû traverser quelque milieu antipathique à notre organisme. »

Il faut réhabiliter les météores.

Les influences saisonnières sont susceptibles non seulement de déprécier périodiquement les défenses de l'organisme, mais encore d'exalter, par suite d'une action directe des conditions météorologiques, la virulence et la diffusibilité des germes microbiens. On les a trop considérées comme des facteurs négligeables, et c'est avec raison que NETTER (3) vient de réhabiliter leur valeur à

(1) Raymond BERNARD. *Loc. cit.*

(2) G. ANDRÉ, professeur à la Faculté de médecine de Toulouse, est l'auteur d'un récent ouvrage : *La grippe ou influenza* (Paris, librairie Masson, 1908), qui résume et coordonne les nombreux documents relatifs à cette affection.

(3) NETTER. *Bulletin médical*, 5 mai 1909.

propos du rôle du méningocoque dans la récente épidémie de méningite cérébro-spinale. Leur intervention peut tout aussi bien être invoquée à l'égard de l'infection grippale et permet de comprendre le caractère particulier d'épidémicité sous lequel elle se manifeste.

BASES BIOLOGIQUES DE L'ÉPIDÉMICITÉ

Il est, en effet, indéniable que son mode d'éclosion présente quelque chose de singulier et que son allure épidémique équivaut à un signe distinctif. Tous les cliniciens ont signalé la soudaineté de l'apparition, la simultanéité des formes cliniques, l'universsité, la rapidité de diffusion. Mais, précisément, la vitesse d'épidémicité cadre mieux avec le fait d'influences morbigènes d'ordre bio-cosmique qu'avec celui de la contagion.

La vitesse d'épidémicité s'explique moins par la simple contagion que par le fait d'influences morbigènes d'ordre bio-cosmique.

« Le rôle de cette contagion, dit G. André (1), est loin d'être toujours apparent, surtout quand on envisage la marche générale d'une épidémie grippale. L. Colin, qui paraît avoir sur ce point une opinion éclectique, fait observer avec raison (*Encyclopédie d'Hygiène*) que la rapidité de cette marche surpasse étrangement les moyens usuels de communication. En effet, des régions très vastes et très éloignées ont subi simultanément, en 1889, l'atteinte du fléau. La grippe a franchi l'Océan avec une rapidité déconcertante, sans l'aide des navires. Qu'une région soit très peu habitée ou qu'elle possède une population très dense, la maladie marche avec la même vitesse. L. Colin parle de bâtiments atteints en pleine mer ou en rade, sans communication avec la terre ferme; c'est ainsi que les choses se seraient passées à bord des flottes anglaise et belge pendant l'épidémie de 1780.

« Ce serait donc l'atmosphère qui engendrerait les épidémies d'influenza. L. Colin ne voit, comme agent pathogène, autour de l'homme, que l'atmosphère qui, par sa mobilité, par son action générale, puisse correspondre aux allures des épidémies grippales. Quant à savoir comment s'exerce cette action, il est impossible, dans l'état actuel, de pénétrer ce mystère. »

On peut juger, d'après ces faits, de l'intérêt que présente l'étude rationnelle de la **réceptivité bio-cosmique**, au point de vue même du déterminisme microbien. C'est elle qui permettra, sans doute, d'expliquer la variété d'allure clinique de l'infection grippale et la prédominance de ses formes suivant l'époque de l'année où elle survient. On sait, par exemple, que les grandes comme les petites épidémies sévissent généralement pendant la période hivernale et qu'elles se manifestent alors avec des localisations respiratoires ; au contraire, quand l'épidémie éclate du printemps à l'été, comme en 1875 et en 1891, ce sont surtout les formes intestinales qui prédominent.

La réceptivité bio-cosmique pourra permettre d'expliquer la prédominance des formes grippales et leur variété d'évolution clinique.

De même, *la vitesse d'épidémicité se comprend moins*

(1) G. André. *Loc. cit.*

avec la théorie de la contagion pure et simple qu'avec la notion d'une concordance fatale d'états biologiques, prédisposant à une infection et en subordonnant la spécificité. Du reste, la contagiosité que l'on a objectée comme un fait irrécusable et qui, d'ailleurs, ne peut être mise en doute et explique les cas sporadiques, cette contagiosité, dis-je, n'est nullement incompatible avec l'opinion que nous émettons, car, ainsi que BEZANÇON l'a très bien mis en évidence, le déterminisme des localisations microbiennes est soumis à une loi d'accoutumance, d'après laquelle les germes, devenus virulents, se transmettent avec les propriétés qu'ils ont acquises au cours de leur première localisation : les passages successifs exaltent leur action pathogène et augmentent leur tendance à se fixer d'emblée sur les mêmes organes. Nous ajouterons que les chances de contagiosité sont d'autant plus grandes que l'individu se trouve déjà dans une tendance morbide spéciale, résultant du surmenage des dits organes.

Explication rationnelle de la contagiosité.

Le caractère d'épidémicité, que nous venons de mettre en relief, est celui qui a le plus frappé les cliniciens et qui a le plus contribué à accréditer, au moins pour les grandes pandémies, le dogme de la grippe-maladie. Aussi, les bactériologues se sont-ils mis, sans relâche, à la recherche d'un microbe spécifique; mais leurs efforts ne paraissent pas encore avoir abouti dans ce sens à des résultats bien concluants. Cependant, leurs travaux ont eu pour incontestable utilité de mettre bien en évidence l'importance considérable des infections mixtes et secondaires dans l'évolution du processus grippal et, par suite, comme déduction pratique, l'indication impérieuse de lutter, dès le début, contre l'exaltation de virulence de la flore saprophyte (1).

Pour appuyer le dogme de la grippe-maladie, on a vainement cherché un microbe spécifique.

L'INFECTION GRIPPALE N'A PAS DE MICROBE SPÉCIFIQUE

Parmi les savants qui ont signalé des microbes plus ou moins spécifiques, nous nous contenterons de citer : dès 1883, OTTO SEIFFERT (microcoques); en 1889, ADOLPH JOLLES (microcoques encapsulés, ressemblant beaucoup au diplocoque pneumonique de Friedlander); en 1890, KLEBS (hématozoaire flagellé); KOWALSKY (deux nouveaux bacilles et un microcoque); BABÈS, (deux bactéries, dont une pâle encapsulée); KIRCHNER (diplobactérie, d'apparence encapsulée); KRUSE, PANSINI et PASQUALE (un diplocoque spécial); ARLOING (cocci très fins en amas); FISCHEL (deux espèces de diplocoques); en 1891, J. TEISSIER, Gabriel ROUX et PITTION (microbe polymorphe, affectant tantôt la forme diplobacillaire, tantôt la forme strepto-bacillaire).

Diversité microbienne.

(1) Indépendamment de l'antisepsie externe des cavités naturelles, le traitement synergique interne qui nous a paru le plus efficace au point de vue anti-microbien se trouve réalisé par le *Sirop Famel*, sous la forme rationnelle de lactate de créosote soluble.

Cocco-bacille de Pfeiffer.

Mais c'est surtout PFEIFFER qui, en 1892, découvrit dans les crachats son *cocco-bacille* hémophile, auquel a été accordé, depuis, le brevet de spécifité. Nous n'en finirions pas si nous voulions relater toutes les recherches dont ce microbe a été l'objet. Pour en donner une idée, qu'il nous suffise de citer à peu près dans l'ordre chronologique, les noms de KITASATO, CANON (1), CHANTEMESSE et CORNIL, WEICHSELBAUM, HUBER, KLEIN, PFUHL, CHIARI, PRIBAM, ALEXANDRO BRISCHETTINI, BORKHARDT, PIELICKE, VOGES, MOSSÉ, CANTANI (2), HENRI MEUNIER (3), LINDENTHAL, HAEDKE, NASLISKOFF, VON NAUWERK, FRANKEL, GRASSBERGER (4), DELUIS et KOLLE, LETZERICK, IEHLE, RAPPIN (de Nantes) (5), SLAWYCK, ELMASSIAN, ROSENTHAL (6), MARTIN, SLATINÉANO (7), KAMEN, JACOBSON, F. BEZANÇON et de JONGH (8), NOBÉCOURT et PAISSEAU, KRETZ et STEINBERG, KLINEBEYER, H. PARCK, RUHEMANN, BULLOCH, PICK.

Non-spécificité grippale du bacille de Pfeiffer.

Le *bacille de Pfeiffer* a été considéré, tout d'abord, comme représentant l'agent spécifique de la grippe; mais on n'a pas tardé à reconnaître qu'il ne pouvait en constituer le critérium essentiel.

En effet : 1° Il *n'est pas nécessaire*, vu qu'on l'a rencontré, en dehors de toute épidémie, dans des affections n'ayant avec la grippe que des relations lointaines ou

---

(1) CANON (*Soc. de méd. int. de Berlin*, janvier 1892) croit, contrairement à Pfeiffer, que ce microbe se trouve surtout dans le sang.

(2) CANTANI (*Zeits. f. Hygiène*, 1896) a prouvé la toxicité du bacille de Pfeiffer, par injection intra-méningée de cultures pures. — Le même auteur a démontré (*Zeits. f. Hygiène*, 1901) que la substance absolument nécessaire pour la culture n'est pas l'hémoglobine, comme le croyait Pfeiffer, mais bien la globuline.

(3) H. MEUNIER (*Arch. gén. de méd.*, 1897) a pu, dans 10 cas de broncho-pneumonie infantile, isoler le cocco-bacille dans le suc pulmonaire, extrait par ponction.

(4) GRASSBERGER (*Zeits f. Hygiène*, 1897) a montré que le staphylocoque favorise la végétation du bacille de Pfeiffer en cultures mixtes. — Cette influence fertilisante de la symbiose a été, en 1898, étudiée par H. MEUNIER, sous le nom de satellitisme, pour divers microbes; elle serait due à la modification chimique qu'ils impriment à l'hémoglobine du milieu.

(5) RAPPIN (*Gaz. méd. de Nantes*, 1899) décrit une forme diplo-streptococcique du microbe de Pfeiffer.

(6) ROSENTHAL (*Thèse de la Faculté de Médecine de Paris*, 1900 : Recherches bactériologiques et cliniques sur quelques cas de broncho-pneumonie aiguë) a montré, en cultures mixtes, l'effet favorisant du bacille de Pfeiffer sur le pneumocoque. On a reconnu cliniquement qu'il en était de même pour le streptocoque. — Le même auteur a mis en relief le saprophytisme du cocco-bacille hémophile.

(7) SLATINÉANO (*Thèse de la Faculté de médecine de Paris*, 1901), utilisant la propriété chimiotactique de l'acide lactique pour exalter la virulence du cocco-bacille, a pu provoquer chez les animaux une septicémie expérimentale, rapidement mortelle, et obtenir un sérum doué d'un pouvoir préventif, mais non curatif. D'après Pfeiffer, au contraire (*Zeits f. Hygiène*, 1897), le cocco-bacille tuerait par intoxication et non par septicémie.

(8) F. BEZANÇON et de JONGH (*Soc. méd. des Hôp. de Paris*, 1905) ont mis en relief dans la grippe l'importance du polymorphisme microbien.

même nulles, et telles que des bronchites et des broncho-pneumonies banales, la coqueluche, la bonchite emphysémateuse, la phtisie caverneuse;

2° Il *n'est pas suffisant*, car on a constaté son absence dans des cas de grippe typique.

F. BEZANÇON et ISRAELS DE JONGH (1), en particulier, ont signalé sa rareté pendant l'épidémie de 1904-1905, et fait remarquer le véritable contraste qui existait entre cette pénurie du bacille de Pfeiffer et sa constance pendant l'hiver 1898-1899. Leurs conclusions bactériologiques se trouvent, d'ailleurs, confirmées par les travaux parus parallèlement ou postérieurement à Vienne (KRETZ et STEINBERG), à Berlin (RUHEMANN), à Francfort (KLIENEBEYER), à New-York (Académie de médecine), à Paris (G. ROSENTHAL).

Le bacille de Pfeiffer n'est qu'un simple saprophyte des voies respiratoires.

Ainsi que l'avait soutenu ce dernier savant (2), le coccobacille de Pfeiffer devrait donc être considéré non comme l'agent spécifique de la grippe, mais comme un simple saprophyte des voies respiratoires, susceptible, dans certaines conditions, d'acquérir une fonction pathogène qui expliquerait un grand nombre d'infections pulmonaires grippales ou banales.

« Cette idée, dit G. ANDRÉ (3), n'aurait rien que d'acceptable, si le *pseudo-bacille*, que PEIFFER a rencontré dans des bronchites banales, n'était autre en réalité que le vrai dont il diffère très peu, paraît-il. On s'expliquerait ainsi les variations nombreuses, au point de vue des symptômes et de la gravité des épidémies grippales, et il serait possible de relier à ces dernières les affections catarrhales saisonnières qui ont existé de tout temps. »

Nous ajouterons que *l'explication du protéiformisme et des affinités des états grippaux* ne pourra devenir satisfaisante que lorsque seront définies les lois particulières du patho-périodisme saisonnier.

IMPORTANCE DU POLY-MICROBISME GRIPPAL

Exaltation particulière de la virulence symbiotique des hôtes habituels de nos cavités naturelles

En attendant, nous sommes obligés d'admettre que l'*infection grippale correspond à un syndrome* qui a pour point de départ une exaltation particulière de la virulence symbiotique des hôtes habituels de nos cavités naturelles, surtout de la bouche, du nez et du pharynx.

Ces divers germes ont tous été incriminés individuellement, suivant le hasard des recherches, et il est probable que la liste n'est pas près d'en être close.

Ceux qui tout d'abord attirèrent l'attention furent le

(1) Fernand BEZANÇON et ISRAEL DE JONG. *Société Médicale des Hôpitaux de Paris*, 24 février et 10 mars 1905; *Gazette des Hôpitaux*, 19 octobre 1905.

(2) G. ROSENTHAL. *Thèse de la Faculté de médecine de Paris*, 1900; *Presse médicale*, 1er mai 1901; *Arch. gén. de méd.*, 23 mai 1905 : Non-spécificité grippale du cocco-bacille de Pfeiffer.

(3) G. ANDRÉ. *Loc. cit.*

streptocoque, le pneumocoque, le pneumobacille de Friedlander et le staphylocoque; mais, dans ces derniers temps, sont venus s'y joindre, en outre du bacille de PFEIFFER, le micrococcus catarrhalis (1), le tétragène, le paratétragène zoogléique de F. BEZANÇON, des bacilles à type pseudo-diphtérique, un diplostreptocoque analogue à l'entérocoque, un diplocoque non encapsulé ayant de grandes ressemblances avec le gonocoque.

Quelles lois régissent la pullulation de ces germes, leur prédominance, leurs antagonismes, leurs associations, leur succession? On l'ignore encore, de sorte que le problème pathogénique de la grippe ne semble pas près d'être résolu, s'il ne sort pas du domaine de la bactérioscopie.

Les lois et les conséquences de cette exaltation sont peu connues.

Les facteurs primordiaux, qu'il importerait d'envisager, sont sans doute ceux qui sont liés aux conditions mêmes de la vitalité des tissus.

Quoi qu'il en soit, les recherches de F. BEZANÇON ont contribué à établir que la grippe représente un état morbide dû à des germes variables, suivant les diverses épidémies et peut-être même suivant les diverses époques d'une même épidémie : coccobacille de Pfeiffer en 1892 et en 1898-1899, micrococcus catarrhalis en 1902, micrococcus catarrhalis et paratétragène zoogléique en 1905.

La grippe représente un état morbide, dû à des germes variables.

Du fait de conditions bio-cosmiques que nous ignorons, telle ou telle variété de microbes subirait, au cours de chaque épidémie, une hypervirulence qui en fait le microbe prédominant. L'allure de quasi-spécificité s'expliquerait, en invoquant certaines lois de pathologie générale, notamment celles d'exaltation des virus par transmissions successives et d'accoutumance des microbes.

Explication bactériologique de la quasi-spécificité.

Ainsi se créeraient, pour des bactéries ordinaires, des propriétés spéciales qui leur conféreraient les caractères d'agents spécifiques; ainsi se constitueraient, suivant les lieux et les époques, de véritables foyers infectieux, source de ce que les anciens appelaient le génie épidémique.

Les mêmes recherches ont montré l'importance clinique du polymorphisme des espèces bactériennes et le fait presque constant des associations microbiennes, ce qui met en évidence le caractère d'infectiosité de la grippe. L'infection grippale primitive peut, d'ailleurs, ouvrir la porte à des multiples infections secondaires, concomitantes et successives, qui déterminent des complications variées, et dont l'intervention commande le pronostic et la gravité du cycle morbide.

L'infectiosité de l'invasion grippale résulte du fait presque constant des associations microbiennes et des multiples infections secondaires

(1) BERNHEIM, GHON et PFEIFFER. *Soc. méd. des Hôp. de Paris*, 1905.

ROLE CAPITAL des INFECTIONS SECONDAIRES SUCCESSIVES

Invoquant le rôle pathogénique des symbioses microbiennes, le Professeur BOUCHARD (1) avait déjà considéré ces déterminations secondaires comme des affections deutéropathiques, pouvant relever de l'auto-infection.

« Que la grippe soit ou ne soit pas contagieuse, dit-il dans son ouvrage sur « *Les microbes pathogènes* » (page 191), je laisse cette question de côté; mais ce qui devient certainement contagieux, ce sont les complications de la grippe et en particulier des pneumonies, et c'est ce qui explique comment, au déclin des épidémies, quand la grippe proprement dite disparait, les pneumonies persistent et se transmettent d'emblée comme pneumonies, sans être précédées par les manifestations habituelles de la grippe. »

L'évolution particulière du processus grippal est peut-être subordonnée à l'intervention successive d'infections surajoutées.

C'est peut-être l'intervention successive d'infections surajoutées qui subordonne l'évolution particulière du processus grippal et la facilité de ses rechutes, sur laquelle avaient principalement insisté WUNDERLICH et les cliniciens russes. Pour expliquer cette facilité, MENU (2) avait, sous l'inspiration du Professeur J. TEISSIER, considéré la grippe comme une infection spéciale évoluant le plus souvent en deux temps, quelquefois en plusieurs, provoquant ainsi une série d'invasions successives, d'intensité progressivement décroissante.

Mais *il serait possible qu'à chacune des exacerbations fébriles de la grippe correspondit une pullulation hétérogène d'éléments microbiens.* L'hypothèse que nous émettons cadrerait mieux avec le fait du polymicrobisme grippal.

Quoi qu'il en soit, ainsi que le fait justement remarquer G. ANDRÉ (3), « il n'est pas de praticien qui n'ait été frappé de la fréquence de ces poussées fébriles successives dans l'évolution de la grippe. Nous avons l'habitude, auprès des malades, de comparer cette affection à une pièce en trois actes. Dans le premier, rhino-pharyngo-bronchite ; dans le second, bronchite diffuse et congestion; dans le troisième, enfin, broncho-pneumonie ou complications diverses. »

Ce qu'il importe surtout d'éviter au patient, c'est le deuxième ou même le troisième acte de ce drame, et par conséquent, *même en cas de formes atténuées de la grippe*, qui sont souvent le prélude de formes plus graves, il est nécessaire de veiller à l'antisepsie bucco-pharyngienne et d'instituer un traitement interne qui convienne particulièrement à la prophylaxie du poumon.

(1) Ch. BOUCHARD. *Académie de médecine de Paris*, 17 décembre 1889; *Les microbes pathogènes*. Librairie Baillière, 1892.

(2) MENU. *Thèse de la Faculté de médecine de Lyon*, 1892.

(3) G. ANDRÉ, *Loc. cit.*, page 144.

« Puisque, dit justement HUCHARD, *l'antitoxine de la grippe attend son découvreur*, puisque nous ne pouvons rien ou presque rien contre l'infection primitive, mais que *nous sommes un peu les maîtres des infections secondaires*, qui font la gravité de l'influenza, c'est à elle que la tactique médicamenteuse doit s'adresser pour les prévenir en temps d'épidémie chez les sujets sains, à plus forte raison chez tous ceux qui sont atteints des formes atténuées ou ambulatoires de la maladie. »

La thérapeutique doit surtout tendre à empêcher le développement des infections secondaires

Or, de toutes les médications qui peuvent convenir au traitement antimicrobien des états grippaux, celle qui s'impose de la façon la plus formelle est certainement la *médication créosotée*. Nous verrons plus loin que, pour en assurer la tolérance et l'efficacité, l'on a avantage, dans la pratique, à adopter la forme de *lacto-créosote soluble*, que représente le *Sirop Famel*.

CHAPITRE II

Pathogénie bio-cosmique

Dans ses mémorables *Leçons sur les Phénomènes de la vie* (tome I, p. 65), Claude Bernard considère que la vie résulte d'un conflit entre l'organisme et les conditions physico-chimiques de l'ambiance.

Les modalités vitales résultent d'un conflit entre l'organisme et les conditions de l'ambiance.

« L'être vivant, dit-il, ne constitue pas une exception à la grande harmonie naturelle qui fait que les choses s'adaptent les unes aux autres; il ne rompt aucun accord, il n'est ni en contradiction, ni en lutte avec les forces cosmiques générales; bien loin de là, il fait partie du concert universel des choses, et la vie, la vie de l'animal par exemple, n'est qu'un fragment de la vie totale de l'univers. »

La maladie de l'animal n'est qu'un fragment de la maladie totale de l'univers.

Les processus mobides n'étant pas d'une essence spéciale, on peut estimer que, comme les manifestations vitales, ils dérivent, en principe, d'un effort d'adaptation aux conditions cosmiques et, par conséquent, que leur déterminisme ne pourra être suffisamment défini qu'autant que l'on connaîtra les liens qui les rattachent aux perturbations du milieu extérieur. Ce n'est donc pas être rétrograde que de remettre en lumière ces actions auxquels les anciens attachaient la plus haute importance. *La vérité n'est pas l'œuvre d'une époque; elle est le fruit de la pensée séculaire.*

A notre avis, la biologie rationnelle doit tendre, de plus en plus, à devenir cosmobiologie; et cette dernière devra comporter, comme corollaire, la *cosmopathologie*, dont l'épidémicité ne constitue qu'un fragment. C'est pour souligner ces tendances que nous avons inscrit, en tête de ce chapitre, le titre de *Pathogénie bio-cosmique*, qui mérite d'être considéré autant et sinon plus que celui d'étiologie microbienne.

« Il faut sans doute, a dit Hippocrate (traduction Littré), considérer comme cause de chaque maladie des choses telles que cette façon d'être existe avec leur présence et cesse avec leur transformation en un autre mélange. » Et suivant ce principe, le Père de la médecine, à la tradition duquel il faut, malgré tout, rester fidèle, avait soutenu que les maladies ont pour cause principale le changement des saisons, les alternatives de chaud et de froid. Cette conception, dont la primitivité n'exclut pas la justesse, a certainement été l'origine des doctrines qu'édifie la science moderne sur le rôle des constitutions atmosphériques.

IMPORTANCE DU BIO-PÉRIODISME SAISONNIER

En ce qui concerne l'infection grippale, on ne peut nier qu'elle représente une manifestation saisonnière; et, par conséquent, quelle que soit l'opinion que l'on adopte sur son genre de spécificité, on est obligé de convenir qu'*elle est en relation avec les transformations périodiques du milieu ambiant et on doit rechercher les liens qui la rattachent à l'évolution périodique de la vitalité.* Nos recherches sur la *vie oscillante* (1) nous permettent de penser que l'infectiosité hivernale dépend surtout d'une infériorité des conditions de résistance, provoquée par l'exagération prépondérante du mouvement de dénutrition, grâce au surmenage de l'activité nerveuse que peuvent, d'ailleurs, favoriser diverses circonstances idiopathiques. Elle dériverait donc, en dernière analyse, d'un défaut de régulation bio-cosmique.

L'infectiosité grippale dérive d'un défaut de régulation nerveuse bio-cosmique.

Le problème de la pathogénie grippale nous parait donc devoir s'éclairer d'autant mieux que s'élaboreront, d'une façon plus directe, les lois du pathopériodisme cosmique; et, à ce point de vue, nous ne pouvons que nous associer aux judicieuses considérations, émises par Kelsch (2) à propos du rôle pathogénique du refroidissement.

« Dans les milieux tels que l'armée, où les différentes phases de *l'évolution annuelle de la morbidité* sont rigoureusement enregistrées, on constate, dit-il, que *son maximum correspond généralement à janvier*, qu'elle s'abaisse progressivement de mai à juin, qu'elle subit souvent une légère recrudescence en juillet, que le minimum tombe en septembre, et qu'enfin l'ascension se dessine de nouveau à partir d'octobre pour continuer jusqu'en janvier suivant. Des oscillations si constantes doivent être subordonnées à des causes qui elles-mêmes se modifient suivant une périodicité régulière........

La morbidité est maximum en hiver.

« L'évolution annuelle des maladies est donc régie par un facteur qui rappelle, par la constance de ses oscillations, la régularité des phénomènes astronomiques. Ce facteur réside manifestement dans les changements que la succession des saisons apporte à la constitution atmosphérique. Prises dans leur ensemble, les maladies populaires témoignent donc, tout d'abord, de leur étroite subordination aux influences météoriques. C'est par ce trait qu'elles se sont imposées, dès l'origine, à la médecine antique, qui a fixé cette dépendance dans un dogme que l'on peut considérer comme la première assise de l'étiologie. »

La recrudescence des maladies communes, qui se produit constamment de novembre à janvier, « ressort, dit Kelsch (3), d'une façon invariable à un même groupe

Evolution saisonnière des phlegmasies catarrhales.

---

(1) J. Noé. *Recherches sur la vie oscillante. Essai de biodynamique.* Paris, librairie Alcan, 1903.

(2) Kelsch. *Académie de médecine de Paris*, 25 fév. 1908 : Le froid et les maladies « *a frigore* ».

(3) Kelsch. *Loc. cit.*

d'affections — les catarrhes aigus des voies respiratoires supérieures, le coryza, l'angine, la bronchite — ainsi qu'aux déterminations classiques du rhumatisme, affections qui, en raison de leur origine, figurent dans nos nomenclatures sous la vieille dénomination de maladies *a frigore*. Elles correspondent à la moitié au moins des malades de cette période de l'année. Ce sont ces états morbides, phlegmasies superficielles, fluxions rhumatismales, qui règlent le mouvement de la morbidité annuelle dont les grandes lignes ont été indiquées plus haut. »

Les affections catarrhales subissent une recrudescence dans la période préhivernale.

Insistant sur le périodisme saisonnier des phlegmasies catarrhales, le même auteur ajoute : « Sur des tracés d'ensemble que j'ai établis jadis avec les statistiques de l'armée française, tracés embrassant une période de plusieurs années et qui figurent dans le premier volume de mon « Traité des maladies épidémiques », j'ai toujours vu les affections catarrhales : angines, trachéo-bronchites, broncho-pneumonies, s'accroître à partir de novembre, c'est-à-dire à partir de la constitution hivernale de l'atmosphère, pour suivre sans interruption leur ascension, avec l'aggravation des intempéries, jusqu'en mars, s'élever parfois à leur acmé dès le mois de décembre ou de janvier, et se multiplier surtout aux époques des variations brusques de la température ou de prédominance du froid humide, à la faveur duquel les maxima tendent à se reporter à la fin de l'hiver.

« Sur tous ces graphiques, *l'évolution des affections catarrhales se lie d'une manière si intime à celle des saisons*, qu'il m'a semblé que c'eût été fermer les yeux à l'évidence que de nier une relation courante entre les unes et les autres. »

Il est donc incontestable que l'état hivernal favorise la genèse des processus phlegmasiques et qu'en raison du déterminisme météorologique, ces processus se localisent surtout aux voies respiratoires. Or, ainsi que nous l'avons soutenu dans une précédente monographie (1), le catarrhe bronchique constitue le premier stade de toute complication broncho-pulmonaire. Il n'est donc pas étonnant de voir, ainsi que A. Chiais (2) (de Menton) l'a parfaitement établi, la mortalité par maladies aiguës des voies respiratoires être maxima en hiver, minima en été.

ÉVOLUTION SAISONNIÈRE DE L'INFECTION GRIPPALE

F. Bezançon (3) a été amené à se demander, à la suite de ses recherches bactériologiques sur la grippe, « si elle

(1) J. Noé. *Le catarrhe bronchique*. N° 2 des Actualités thérapeutiques. Paris, librairie Rousset, 1908.

(2) A. Chiais. Les variations de la mortalité à Paris, leur cause météorologique. Paris, 1895.

(3) F. Bezançon. *Loc. cit.*

ne devrait pas être rangée simplement parmi les affections catarrhales *saisonnières*, et si ce qu'on appelle la grippe n'est pas seulement un état morbide correspondant à une exaltation momentanée, *saisonnière*, de certains microbes commensaux de la cavité bucco-pharyngée, dont la virulence s'est exaltée par passages successifs et qui ont ainsi momentanément acquis une certaine tendance à faire des localisations similaires. »

La grippe est un complexus infectieux, causé par l'exaltation saisonnière de microbes commensaux.

MÉNÉTRIER (1), qui, dans sa thèse d'agrégation, avait déjà émis des idées analogues à propos de l'accroissement de virulence du pneumocoque, pense également « que la grippe est un complexus infectieux causé par les microbes commensaux de l'organisme, de virulence accrue, probablement sous l'influence de *conditions cosmiques*, et devenus infectants et contagieux par suite de cet accroissement de leur virulence. »

La grippe se distingue cependant des vulgaires catarrhes.

Les cliniciens ont protesté contre cette indentification de la grippe avec les affections catarrhales, et BOIX (2) en particulier, dans un mémoire plein de verve et de bon sens, s'est insurgé contre l'intransigeance des bactériologues.

Ainsi que nous le verrons plus loin, l'analyse clinique oblige à dissocier la grippe d'avec les vulgaires catarrhes et lui assigne une place plus ou moins indépendante dans les cadres nosographiques. Mais, en raison des considérations étiologiques et pathogéniques que nous avons déjà présentées, il se pourrait bien que cette catégorisation ne méritât d'être que syndromique.

L'évolution de la grippe est liée à celle des saisons.

En tous cas, quelles soient les causes dont relève l'infection grippale et qui lui assurent son individualité, il n'en est pas moins vrai que son évolution annuelle se lie d'une manière intime à celle des saisons et, en particulier, que comme celle des affections catarrhales, elle se caractérise par une prédilection marquée pour la période hivernale. C'est ce qui résulte des relations des diverses épidémies, qu'il serait fastidieux d'analyser.

CONCORDANCES DE LA PATHOLOGIE HIVERNALE

La conditions qui président à l'éclosion de l'infection grippale et favorisent sa virulence et sa dissémination sont susceptibles d'exercer une influence analogue et concomitante sur les divers agents pathogènes spécifiques. Ainsi s'explique la coïncidence, si souvent relevée, de la grippe avec les méningites, la scarlatine, la pneumonie.

Méningite cérébro-spinale.

On sait que la *méningite cérébro-spinale* sévit en hiver et dans les printemps froids, et c'est en interprétant cette

(1) MÉNÉTRIER. *Soc. méd. des Hôp. de Paris*, 1905.

(2) E. BOIX. *Archives générales de médecine*, 1er avril 1905 : La grippe existe-t-elle ? Réponse d'un praticien à des savants.

prédominance que NETTER (1) en est venu à attribuer une importance considérable à l'influence saisonnière.

La pneumonie subit une recrudescence dans la période post-hivernale.

De même, *la pneumonie*, bien que régnant sporadiquement toute l'année, subit une recrudescence vers la fin de l'hiver et dans les premiers jours du printemps. C'est ce qu'avaient depuis longtemps noté GRISOLLE (1841), WILHEM ZIEMSEN (1858), qui avaient déjà constaté que le maximum de fréquence correspond à mars, avril et mai. D'un relevé d'ŒSTERLEN comprenant 9.678 cas pris à Vienne, Stockholm, Stuttgart, Wurzbourg et dans le canton de Genève, il résulte aussi que les deux tiers des cas sont fournis par le printemps et l'hiver (décembre-mai) et que c'est le printemps (mars-mai) qui présente le maximum. C'est également ce qu'ont montré les rechreches de BRUNNER en Suisse (près de Zurich), un travail de EDGAR MASSON (2) (d'après 400 cas observés à Berne et à Neuchatel) une statistique de HIRSCH (3), confirmée par GÉRIN-LAJOIE, etc.

Entre les diverses statistiques, il y a des divergences relativement aux dates de maximum et de minimum et surtout au rang occupé par les mois. Mais ce ne sont que des divergences de détail, tenant au nombre de cas relevés, au laps de temps et à la période chronologique pendant lesquels ils ont été observés, mais surtout à certaines conditions locales de climat et de latitude, difficiles à déterminer. C'est ainsi que, comme le rappelle A. SALLARD (4), la pneumonie est plus fréquente de mars en mai en France et en Allemagne, tandis qu'en Angleterre c'est surtout de décembre à février qu'elle sévit. GÉRIN-LAJOIE (5) fait également observer que le maximum en est atteint en mars pour Paris, de même à Munich, en avril pour Berlin, Vienne et Bâle, en mai pour Copenhague, Stockholm, la baie d'Hudson (Canada) et le Klondyke (Alaska).

Les discordances ne proviennent que des variétés de conditions climatériques.

Ces discordances ne font que traduire l'importance des conditions climatériques, laquelle est manifeste pour la pneumonie. On sait, en effet, qu'elle se rencontre surtout dans les zones tempérées : rare sous les tropiques, elle est exceptionnelle dans les zones glaciales.

D'une façon générale, d'ailleurs, le degré de salubrité saisonnière, qu'on peut estimer d'après les tables de mortalité, varie avec chaque localité ; et il doit, *à fortiori*, en être de même pour les états morbides, considérés individuellement. Mais ces variations, dont les lois demandent à être élucidées, sont d'un ressort d'une science

---

(1) NETTER. *Loc. cit*

(2) EDGAR MASSON. *Thèse de la Faculté de médecine de Berne*, 1879.

(3) HIRSCH. *Die Organkrauth*, 1886.

(4) A. SALLARD. Manuel de médecine de Debove-Achard. Tome I : Pneumonie lobaire aiguë. Paris, librairie Rueff, 1897.

(5) GÉRIN-LAJOIE. *Loc. cit.*

spéciale, à laquelle nous donnerions volontiers le nom de *pathographie ;* elles peuvent déplacer dans un sens ou dans l'autre le sens de la morbidité, mais elles n'entament pas le fait même de sa cyclicité annuelle; elles ne font que modifier les courbes de patho-périodisme saisonnier.

Les rapports chronologiques des prédominances morbides ne doivent pas, non plus, changer d'une façon radicale, ce qui permet, dans une certaine mesure, à la médecine hygiéniste de prévoir les précautions à prendre.

MOUVEMENT GÉNÉRAL DE LA PATHOLOGIE HIVERNALE

A ce point de vue, en considérant dans leur ensemble les nombreuses statistiques que nous avons pu consulter, il nous semble que le mouvement pathologique hivernal se traduit par une *recrudescence successive d'états morbides* dont les étapes peuvent être relativement estimées de la façon suivante. Dans la *période pré-hivernale* surviennent les affections simplement catarrhales et fluxionnaires. En *hiver* domine l'infection grippale; et la *période post-hivernale* se caractérise surtout par l'éclosion de la pneumonie. De plus, la fréquence de ces divers ordres de déterminations morbides va en diminuant, tandis que leur gravité va en augmentant.

Concordances d'évolution de la morbidité hivernale et de la pathologie individuelle.

Les lois qui président à l'évolution de la morbidité hivernale se retrouvent, avec le même sens, lorsque l'on considère, pendant la même période, l'évolution de la morbidité individuelle. *La pathologie des individus ne nous paraît constituer qu'un raccourci de la pathologie saisonnière ;* elle passe par les mêmes phases successives, comme si la réactivité de l'organisme conservait la forme d'empreinte des actions du milieu, en d'autres termes, comme si l'être vivant cinématographiait le cycle périodique de l'ambiance.

On ne doit pas négliger le traitement des vulgaires catarrhes.

Une conclusion s'impose donc au point de vue thérapeutique, c'est la *nécessité de ne pas négliger le traitement des catarrhes, dès qu'ils surgissent.* Nous avons vu (1) les avantages que l'on peut tirer à ce point de vue de l'usage de la médication créosotée sous forme de *Sirop Famel;* nous conseillerons donc de la continuer quelque temps encore après la cessation complète de tout processus catarrhal, car on pourra ainsi sauvegarder le patient de l'attaque grippale, qui est si meurtrière et passible des plus graves conséquences.

Ils préparent l'infection grippale.

D'aucuns peuvent penser, il est vrai, que les affections catarrhales se distinguent de la grippe, et nous faisons nous-même cette distinction, en érigeant la spécificité de cette dernière au rang de syndrome toxi-infectieux.

---

(1) J. Noé. *Le catarrhe bronchique.* N° 2 des *Actualités thérapeutiques.* Paris, librairie Rousset, 1908.

Mais il n'est pas moins exact que si le catarrhe n'est pas adéquat à la grippe dans la saison où se manifeste cette dernière, il la précède dans les saisons antérieures; de sorte qu'on peut et doit soutenir que *les phlegmasies catarrhales ne font toujours que labourer pour l'éclosion de l'infection grippale*, dans un laps de temps plus ou moins reculé.

NÉCESSITÉ DE LA RÉHABILITATION DES INFLUENCES BIO-COSMIQUES

Envisageons maintenant quelles peuvent être les causes, plus ou moins directes, de la répartition et de la régularité des influences morbides saisonnières et spécialement celles qui concernent la période hivernale.

Observations d'Hippocrate.

Le sens d'observation, qui caractérise le génie d'Hippocrate, lui avait permis d'estimer qu'en examinant la constitution des différentes saisons, on peut prévoir la plupart des effets qui doivent résulter de leurs révolutions. Voici comment il s'exprime dans son *Traité des airs, des eaux et des lieux* (1) :

« Si l'été est pluvieux et austral et qu'un automne semblable lui succède, l'hiver suivant sera nécessairement malsain. Les personnes d'un tempérament flegmatique, de même celles qui auront passé l'âge de quarante ans, auront des fièvres ardentes, et les hommes bilieux seront sujets aux pleurésies et aux péri-pneumonies.

« Si un été sec et boréal est suivi d'un automne pluvieux et austral, il y aura probablement, l'hiver suivant, des maux de tête, des sphacèles du cerveau, des enrouements, des coryzas, des toux et, chez quelques individus, des phtisies. Mais si l'automne est boréal et sec (comme l'été) et qu'il n'y ait eu de pluies ni au lever de la Canicule, ni à celui d'Arcturus, une telle constitution sera favorable aux hommes d'un tempérament humide et flegmatique, ainsi qu'aux femmes; mais elle aura des effets absolument opposés sur les sujets d'un tempérament bilieux, en les desséchant trop.

« Les plus grands et les plus dangereux changements arrivent pendant les quatre époques qu'on est convenu d'appeler les solstices et équinoxes, et notamment pendant le solstice d'été et pendant l'équinoxe d'automne. Il faut user de la même précaution, par rapport au lever des astres, surtout à celui de la Canicule; ensuite à celui d'Arcturus et, de plus, au coucher des Pléiades. C'est principalement à ces époques que s'opèrent les crises de maladies, dont les unes deviennent mortelles, tandis que les autres cessent ou se transforment en maladies d'une espèce ou d'une constitution différente. »

Ces antiques conceptions de médecine astrologique ont donné lieu, au cours des siècles, aux plus fantaisistes spéculations. Aussi la science moderne en a-t-elle fait table rase, en éloignant des esprits la tendance aux

---

(1) Nous utilisons ici la traduction du Dr Adamance Coray, lauréat de l'Institut de France.

notions abstraites et en les ramenant à l'étude logique du concret.

Il serait néanmoins injuste de reconnaître la part de vérité que cachent les vieilles idées. C'est, d'une part, l'influence prépondérante générale des actions extérieures sur les êtres vivants; c'est, d'autre part, l'action spéciale des variations cosmo-telluriques et des conditions climatériques sur l'étiologie et la pathologie. Il serait donc fort possible que la réaction légitime de la science moderne contre l'abstrait et pour le concret mérite, elle-même, d'être taxée d'exagération. Aussi semble-t-il se dessiner une logique réaction qui tend à réassigner aux météores une certaines signification pathogénique que la succession des temps leur a longtemps attribuée et qui, par la suite, leur a été refusée.

La réaction de la science moderne contre les conceptions de la vieille médecine est légitime, mais exagérée.

« Que penser, dit KELSCH (1), de nos croyances en médecine? Il y a vingt-cinq ans que j'enseignais au Val-de-Grâce et dix-huit ans que j'écrivais dans le tome I de mon « Traité des maladies épidémiques » que les malades *a frigore :* coryza, angines, trachéo-bronchites banales, étaient toutes spécifiques, qu'elles étaient fonctions du microbisme autant que des météores. L'idée d'y faire intervenir l'action pathogénique des germes était alors nouvelle et elle me valut des critiques diverses, dont il me souvient encore. Mais voici que par un de ces revirements auxquels les temps actuels ne sont que trop habitués, ces germes, si dépréciés naguère, dans l'étiologie des maladies saisonnières, y sont élevés aujourd'hui au rang de facteurs pathogènes absolus, exclusifs, si bien qu'on se voit obligé, à l'heure actuelle, de réhabiliter les météores — du moins comme agents secondaires — vis-à-vis des envahissantes prétentions de la microbiologie. »

Que penser de nos croyances en médecine?

Oui, cette réhabilitation s'impose, pensons-nous également. Mais elle ne doit pas se limiter à la part d'influence morbide qui revient aux conditions météorologiques présentes ou antérieures, elle doit s'étendre à la détermination des constitutions morbides qui dépendent de ces causes. Le terrain, dit-on, vaut le microbe; de même, nous dirons : la *réceptivité bio-cosmique*, dont les modalités nous échappent, *vaut bien l'hypervirulence microbienne d'ordre météorologique*, dont les conditions sont beaucoup plus faciles à fixer. Ce n'est pas la difficulté d'un problème qui devrait attacher à la recherche de sa solution l'étiquette d'utopie ou, encore moins, d'absurdité.

La réhabilitation des météores ne doit pas se limiter à la part d'influence morbide qui revient aux conditions météorologiques.

« L'homme, dit très justement Théophile PERRIER (2), subit au maximum l'influence des ambiances météorologiques, et la médecine astrologique de l'avenir sera celle qui saura expliquer les intimes modifications produites dans cet ensemble si complexe qu'est le corps humain par les multiples modalités de certains phénomènes cosmo-telluriques encore peu connus, tels que la radioactivité, et le magnétisme sidéral et terrestre. »

(1) KELSCH. Loc. cit.

(2) Théophile PERRIER. *Thèse de la Faculté de médecine de Lyon*, 1905.

COMMENT COMPRENDRE LES INFLUENCES TELLURIQUES

On ne doit pas envisager l'action isolée des facteurs météorologiques.

Ce serait cependant faire fausse route que de ne vouloir considérer que tel ou tel agent cosmique. Parmi les facteurs météorologiques que l'on a surtout envisagés, il y a la lumière, le froid, la chaleur, la pression et les mouvements atmosphériques, l'état hygrométrique, le degré ozonimétrique, la composition chimique, l'état du ciel, les énergies électro-magnétiques. Mais combien sont encore peu connus ou resteront longtemps encore mystérieux! On pourrait, je crois, répéter pour chacun d'eux ce que j'ai dit à propos des microbes: c'est qu'aucun ne représente la cause intégrale du processus morbide que l'on considère, et qu'il faudrait mettre en relief les effets de leur prédominance, de leurs antagonismes, de leurs associations (syncosmoses), de leur succession, etc. Au fond, *microbes et météores ne diffèrent qu'en ce que les premiers représentent des facteurs vivants, les seconds des facteurs inertes.* Mais ni les uns, ni les autres ne jouissent du privilège de spécificité, surtout en ce qui concerne l'infection grippale. La vérité semble résider dans le concours d'actions mixtes.

Ce qui, d'ailleurs, constitue la spécificité, d'une façon générale, ce n'est pas l'agent modificateur, c'est l'organisme ou la partie de l'organisme qui subit la modification. Il en est ainsi pour les poisons; il ne peut qu'en être de même pour les actions pathogéniques, d'ordre externe, quelle que soit leur nature, qui d'ailleurs aboutissent peut-être toujours, dans le milieu interne, à des effets toxiques.

L'influence cosmo-tellurique forme un tout difficilement dissociable.

A propos des phénomènes météorologiques, on tombe toujours dans l'incertain lorsque, passant du général au particulier, on veut rechercher leur action séparée sur l'organisme, lorsqu'on veut formuler exactement leurs relations avec les maladies. L'analyse cosmique s'impose, il est vrai, mais elle ne peut résoudre le problème de la bio-cosmicité et de ses conséquences. De là viennent les divergences lorsqu'on étudie les rapports de telle ou telle affection avec tel ou tel état atmosphérique. C'est que l'influence cosmo-tellurique forme un tout, un complexus qu'il est difficile de dissocier.

L'être vivant représente, par lui-même, un mécanisme enregistreur assez précis, un miroir assez fidèle pour qu'on puisse trouver, dans ses manifestations, la trace, nécessaire et suffisante, des impressions de l'ambiance. Ce n'est pas le monde extérieur que doit surtout fixer le savant; c'est la réactivité de l'agrégat vivant qu'il doit avant tout analyser, en la synthétisant par le repérage chronologique de ses variations périodiques.

Si nous nous sommes permis ces considérations philosophiques, c'est pour répondre à ceux qui nieraient la valeur d'une pathogénie bio-cosmique, du fait seul qu'il y a insuffisance, incertitude ou divergence des notions acquises.

MÉTÉOROPATHIE GRIPPALE

Ces défauts se remarquent pour l'infection grippale, mais c'est, à notre avis, pour les motifs généraux que nous avons indiqués plus haut. Ils ne contredisent ni le fonds ni la légitimité du problème.

L'épidémie de 1847 ne fut subordonnée, d'après GRAVES, ni aux changements de température, ni aux conditions barométriques; mais l'auteur invoque une influence tellurique, quelque perturbation dans les agents physiques, modifiant la surface extérieure de notre planète. Au contraire, d'après FUSTER, l'épidémie de 1837 aurait sévi au milieu de variations atmosphériques considérables, avec prédominance du froid humide. De même, MÉNÉTRIER (1) a rappelé que l'épidémie de 1782, à Saint-Pétersbourg, succéda à une énorme variation thermique de 40°, d'un jour à l'autre, et, du jour au lendemain, la majorité de la population se trouva malade.

Epidémie de 1889-1890.

L'épidémie de 1889-1890, qui marcha, comme toujours, du Nord au Sud et de l'Est à l'Ouest, a donné lieu aux premières observations sérieuses de météorologie. Nous retiendrons en première ligne les conclusions du rapport de mission en Russie, dont fut chargé le professeur J. TEISSIER (2). D'après l'auteur, la grippe est endémique en Russie, et « la rapidité comme l'intensité de sa dissémination est favorisée par la nature du milieu dans lequel elle se développe. Cette expansion épidémique a sa source dans de grands *bouleversements cosmiques*, qui favorisent l'éclosion du germe pathogène ou en facilitent la dissémination. » Ces perturbations sont de deux ordres : 1° troubles profonds de l'atmosphère; 2° souillure, adultération des eaux des fleuves ou des sources, présence dans l'air de microbes pathogènes. Au point de vue météorologique, le début de l'épidémie fut marqué par une série de basses pressions barométriques accompagnées de chaleurs, anormales pour la saison, et d'un degré d'humidité de l'air touchant presque à saturation. Ces mêmes conditions caractérisèrent les nouvelles poussées de l'épidémie et persistèrent pendant toute sa durée; l'épidémie prit fin par l'apparition du froid avec la neige et les glaciers.

Observations de TEISSIER en Russie.

Observations de divers cliniciens en France.

En France, d'après PROUST (3), le transport par l'air ou l'eau est démenti par l'observation, qui aurait démontré la grippe marchant contre le vent et remontant le cours des fleuves; ces mouvements rétrogrades ne pourraient, pensait-il, s'expliquer que par la contagion d'homme à homme.

D'après HEYDENREICH (de Nancy), l'épidémie n'aurait

---

(1) MÉNÉTRIER. Loc. cit.

(2) TEISSIER. *L'influenza de 1889-1890 en Russie*. Paris, librairie Baillière, 1891.

(3) PROUST. *Académie de médecine de Paris*, 16 avril 1902.

eu aucun rapport ni avec la géographie, ni avec les courants atmosphériques. LANCEREAUX estime, au contraire, que ces derniers jouent un rôle des plus importants dans la propagation de la grippe et note que cette dernière apparaît habituellement au moment des changements de température, au début des temps froids et sombres, précurseurs de la gelée.

D'après le Dr SENUT, cité par Ch. BOUCHARD (1), la marche de la grippe serait complètement indépendante des conditions atmosphériques, tandis que le Dr HÉBERT (d'Audierne) attribue une influence fâcheuse à l'humidité de l'air et aux diminutions de la pression barométrique. D'après ce dernier observateur, la grippe, dans sa marche extensive, se dirigerait très bien contre le vent; sa forme catarrhale aurait régné surtout quand soufflait le vent d'est, la forme nerveuse quand soufflait le vent du sud-ouest.

Le Dr FRILET a vu à Sousse l'épidémie cesser au moment où commençaient les pluies d'une abondance inusitée; tandis que, d'après le Dr DUFLOCQ, elle s'est produite, dans un bourg de la Creuse, après un orage violent, coïncidant avec une chaleur excessive.

VERGELY (2) signale que dans la Gironde, l'épidémie parut à la fin de novembre et que la période d'hiver, qui en précéda l'éclosion, fut remarquable par une température plus élevée que celle des hivers précédents, par une humidité plus grande, et par un véritable arrêt de la circulation aérienne (absence de vents, surtout du sud-ouest).

Observations de MASSON.

L'ingénieur L. MASSON (3), dont les recherches ont été clairement résumées par A.-J. MARTIN (4), a mis en relief à Paris, pendant la durée de l'épidémie de 1889-1890, la coïncidence de trois facteurs : hausse barométrique, peu d'intensité du froid, humidité constante (avec rareté des pluies). La même coïncidence a été notée dans la plupart des stations météorologiques d'Europe, sauf en Russie, où la mortalité s'éleva alors que le baromètre baissait tandis que le thermomètre s'élevait, et où l'épidémie cessa avec la réapparition du froid et le retour des hautes pressions. A.-J. MARTIN se demande si l'exception, présentée par la Russie, ne doit pas être attribuée au fait de l'endemicité de la grippe en cette région. La grippe, ainsi acclimatée, a pu s'adapter à des manifestations atmosphériques multiples et préparer plus aisément de nouvelles invasions.

MASSON a encore signalé que, dès le début de l'épidémie et pendant toute sa durée, la lumière solaire a été

---

(1) Charles BOUCHARD. Rapport général sur les maladies épidémiques en France, 1889.

(2) VERGELY. Rapport sur l'épidémie de grippe ou influenza qui a sévi en 1889-1890 dans la Gironde. — Bordeaux, 1891.

(3) L. MASSON. *Revue d'hygiène et de police sanitaire*, 1891.

(4) A.-J. MARTIN. *Gaz. heb. de méd. et de chir.*, juin 1899.

presque constamment obscurcie par des nuages; et, enfin, que les vents ont surtout soufflé du sud au sud-ouest, les courants aériens suivant une direction inverse de la marche de l'épidémie.

Observations de Rappin.

Depuis 1889, les conditions météoropathiques de l'infection grippale ont été peu étudiées. Cependant, je signalerai à ce propos les études de Rappin (1) (de Nantes), dont les conclusions portent sur une période d'une vingtaine d'années (1883-1903). D'après lui, dans la région Nantaise, les maxima de mortalité grippale coïncideraient plutôt avec un assez grand degré d'abaissement de la température. Mais cette règle ne parait pas absolue, de sorte que Rappin est porté à admettre que l'élément grippal, à la spécificité duquel il croit, n'obéit pas seulement aux influences thermiques. Il ne parait pas non plus attacher d'importance à l'élévation du taux de l'humidité ni aux variations de la pression atmosphérique, mais il note que les maxima de mortalité par affections bronchiques coïncident le plus souvent d'une façon très nette avec les maxima des vents d'Est et du Nord, tandis que, pendant et après l'été, ce sont surtout les vents d'Ouest qui soufflent avec une prédominance marquée.

Observations de Dignat.

Enfin, P. Dignat (2) a étudié à Paris, pour les hivers de 1894-1895 et de 1897-1898, les relations qui existent entre certains états météorologiques et la genèse de l'épidémie. Il met surtout en relief, durant la période qui précède les premières manifestations de la maladie, les circonstances suivantes : 1° augmentation anormale de la pression barométrique; 2° écarts anormaux de la température; 5° abaissement de l'influence électrique; 4° prédominance des vents polaires; 5° affaiblissement du degré actinométrique.

Certains auteurs ont attaché une certaine importance à la composition chimique de l'atmosphère et particulièrement à la teneur en ozone, mais les recherches sont encore bien insuffisantes sur ce point. Cependant, G. André et Picou (3) ont noté que chaque minimum d'ozone correspond à un maximum de bactéries, ce qui établirait une certaine relation entre ces deux facteurs.

Conséquences de l'humidité atmosphérique.

Parmi ces nombreuses constatations, il semble qu'une importance particulière doive être attachée à l'**état hygrométrique**. Chiais (4) considère les variations quantitatives de la vapeur d'eau comme la cause météorologique fondamentale des variations de la mortalité par maladies aiguës des voies respiratoires; et, d'après lui, cette dernière suit une marche inverse de l'évolution de la

(1) Rappin. *Bulletin du Laboratoire de bactériologie de l'Institut Pasteur de la Loire-Inférieure*, année 1903-1903. Nantes.

(2) P. Dignat. *Société de médecine et de chirurgie pratiques*, séance du 16 juin 1898.

(3) G. André et Picou. Congrès international d'hygiène, 1889, Paris.

(4) Chiais. *Loc. cit.*

tension de vapeur d'eau. La période des maxima correspond à l'état hivernal, et la période des minima à l'état estival. En ce qui concerne l'infection grippale, on a vu que sa genèse coïncide le plus souvent avec une très notable augmentation de l'humidité atmosphérique et que le maxima de ses diverses poussées épidémiques s'observe lorsque l'air est presque saturé d'humidité.

Rôle du refroidissement.

Le froid doit aussi être considéré comme un facteur favorisant le processus grippal; mais la considération de son influence étiologique pourrait, à elle seule, prêter à une monographie distincte. Nous y avons d'ailleurs suffisamment fait allusion à propos du catarrhe bronchique. Nous nous contenterons de rappeler que ce qui importe dans l'éclosion des affections catarrhales des voies respiratoires, c'est surtout le refroidissement local, dont les effets morbides seraient dus surtout, d'après H.-V. Meunier (1), à une perturbation nerveuse de l'appareil bronchopulmonaire, à un trouble de son innervation vaso-motrice, qui, en mettant obstacle aux fonctions phagocytaires de ses éléments anatomiques, paralyseraient ses défenses et prépareraient ainsi un terrain favorable à l'infection. « La résistance offerte par le tissu pulmonaire à l'envahissement parasitaire se trouve brusquement affaiblie, a dit Germain Sée à propos du rôle du froid dans la pneumonie, et cet affaiblissement de la vitalité cellulaire réalise probablement une des conditions favorables à la germination du microbe. »

Nous ajouterons que *si le refroidissement n'est pas seulement local, mais général*, c'est-à-dire que l'atteinte de la vitalité porte non-seulement sur l'appareil bronchopulmonaire, mais sur le système nerveux lui-même qui est le mécanisme préposé à la régulation thermique de l'économie, ce n'est plus une affection ou une complication locale que l'on observe, *il se déclare alors le syndrome grippal.*

Importance pathogène du vent.

A côté de l'humidité, du froid proprement dit, nous rangerons, comme facteurs météorologiques prépondérants, **l'action des vents**, qui a pour effet, ainsi que le professeur Maurel (de Toulouse) (2) l'a récemment démontré, d'exagérer singulièment les dépenses de l'organisme.

La combinaison de ces trois agents est bien plus funeste que chacun d'eux; et rien ne paraît, à priori, plus pathogène que le froid humide, surtout lorsque la ventilation vient en augmenter les effets. Jansen, qui a récemment étudié l'influence des causes météorologiques sur les hémoptysies, conclut que ce qui intervient dans ce cas, ce n'est pas la température mais l'humidité, et que cette dernière agit comme agent réfrigérant. **Froid, humidité,**

---

(1) Henry-Valéry Meunier. *Thèse de la Faculté de médecine de Paris*, 29 octobre 1898.

(2) Maurel. *Société de Biologie*, 1908 et 1909.

vents, concourent donc simultanément au même résultat : la réfrigération profonde de l'économie; et on comprend la fatigue énorme que doit subir cette dernière pour maintenir son équilibre physiologique, on conçoit le pervertissement de la nutrition qui doit en résulter.

La vitalité se trouve surtout compromise par les oscillations étendues, subites et fréquentes du milieu ambiant.

La vitalité se trouve surtout compromise par les oscillations étendues, subites et fréquentes du milieu ambiant, qui exigent un effort d'adaptation particulièrement pernicieux. Bouillaud attachait déjà une grande importance aux changements de temps brusques et fréquents, et nous pouvons généraliser aujourd'hui ce que l'on savait d'un froid. Que l'on considère l'influence pathogénique d'un facteur ou d'un état météorologique quelconque, ce n'est pas le degré de sa variation qui agit le plus, c'est sa brusquerie. De même, *ce qui importe, ce n'est pas la longue durée des variations, c'est la soudaineté ou la répétition de leurs alternatives.* Pourquoi voit-on la tuberculose faire surtout des ravages au printemps et en automne, c'est-à-dire au sortir de la saison froide et des grandes chaleurs de l'été? C'est surtout par suite des fréquentes alternatives de température qui caractérisent ces saisons intermédiaires et qui entraînent fatalement pour l'économie des conséquences déprimantes.

« Après le temps d'arrêt hivernal, dit très justement Fabrié (de Périgueux) (1), en vertu de l'unité qui existe dans la nature, l'homme est obligé, comme tous les êtres, de se mettre en équilibre physiologique en rapport avec cette constitution. Mais alors se succèdent les alternances météorologiques, tantôt des journées printanières, tantôt des journées d'hiver, un air chaud ou froid, ou tiède et comme brûlé. Les organismes dont les tissus sont peu perméables, chez lesquels l'extension ou le retrait subit ne peuvent se produire, sont vigoureusement éprouvés ou succombent. L'appareil pulmonaire est le plus atteint; c'est lui qui est le théâtre des secousses de la souffrance de l'être.

« Chez les personnes qui résistent aux influences atmosphériques et qui n'ont plus de bronchite, on observe des râles sibilants et muqueux qui durent pendant une période plus ou moins déterminée, et que j'appellerai volontiers râles de retour, par analogie avec ce qui se passe dans la pneumonie. Ces râles disparaissent en été et reparaissent en automne. Ils indiquent le degré de vitalité du poumon au moment du passage d'une saison à l'autre. »

EXISTENCE D'UN SURMENAGE D'ORIGINE COSMIQUE

Il y a donc un véritable surmenage d'origine cosmimique, dont les effets spéciaux se manifestent principalement chez les individus déjà prédisposés par des conditions d'ordre interne : âge, fatigue, intoxications, auto-intoxications, diathèses et tares pathologiques diverses.

(1) Fabrié. *Languedoc médico-chirurgical*, 10 septembre 1900 : Examen de quelques causes de modifications de la fonction respiratoire.

Mais le surmenage physiologique qui résulte de l'action plus ou moins immédiate de telle ou telle modification, ce surmenage, dis-je, n'est que momentané et provoque surtout les déterminations morbides locales.

Un surmenage chronique résulte de l'évolution même du périodisme hivernal.

Il est un *surmenage chronique :* c'est celui qui se rattache à l'évolution même de la période hivernale, et qui constitue le substratum biologique des divers accidents aigus qui peuvent survenir. Celui-là se produit parce qu'*en hiver, le mouvement de désassimilation tend à s'exagérer, et il existe lorsque les réserves automnales sont insuffisantes ou surtout que la suractivité nerveuse exagère les dépenses au point d'amener le déficit.* C'est lui qui est la source intime des divers accidents pathologiques qui peuvent se dérouler au cours de la période hivernale et représentent les étapes successives par lesquelles passe la déchéance de la vitalité. C'est grâce à lui que l'organisme devient apte aux infections, et il en devient la proie lorsque les bouleversements cosmiques viennent imposer à ses mécanismes régulateurs une tâche dont le rendent incapable sa forme et son type de périodicité saisonnière.

Il crée l'aptitude aux infections.

La connaissance de cette dernière donnée fournirait le secret de la résistance hivernale et, par suite, éclairerait le problème, encore si obscur, des constitutions morbides. Mais elle est très difficile en raison de la complexité des facteurs qu'elle synthétise. En effet, le rythme vital est bien fonction du périodisme cosmique, mais *chaque individualité répond à une modalité spéciale d'évolution qui engendre un certain degré d'activité physiologique, et qui procède d'un mode, non moins différent, de réactivité bio-cosmique.*

Diversités individuelles de réactivité bio-cosmique.

De plus, les influences cosmiques ne produisent leur effet qu'après une période latente, pendant laquelle persistent leurs impressions. Il y a, ainsi que je l'ai dit dans ma thèse (1), *retard d'adaptation*, de sorte que si on envisage, à un moment donné, une variation bio-cosmique quelconque, elle ne peut qu'être la résultante d'un état cosmique antérieur, et le lien qui les relie ne peut toujours être mis en évidence d'une façon précise. On s'explique ainsi les multiples erreurs auxquelles on s'expose lorsqu'on veut juger de l'intervention des facteurs cosmiques d'après la seule considération des facteurs météorologiques. Aussi, admet-on généralement que ces derniers ne font que commander la diffusion de l'épidémie, qu'exciter ou modifier sa marche et ses caractères.

Retard d'adaptation aux influences cosmo-telluriques.

Météoricité n'est cependant pas synonyme de cosmicité : la première peut être la cause déterminante d'incidents morbides, la seconde constitue le substratum de la réceptivité saisonnière. Les deux contribuent à établir la malignité de l'infection, mais l'une et l'autre ne sont que des intermédiaires entre le microbe et l'organisme.

---

(1) J. Noé. *Recherches sur la vie oscillante.* Paris, librairie Alcan, 1903.

« Il faut, dit Ch. Bouchard (1), pour la réalisation de la maladie, la réunion de deux facteurs : le premier, nécessaire, est le germe infectieux ; le second, non moins indispensable, est la connivence de l'organisme qui mettra à la disposition du germe l'ensemble des conditions physiques et chimiques, qui constituent son milieu vivant. A cette condition, et à cette condition seulement, la maladie sera constituée. »

Nécessité de soutenir la résistance nerveuse.

Cette connivence ne s'exerce, en fin de compte, que par l'intermédiaire du système nerveux qui est, en somme, le grand régulateur de la nutrition. Aussi, la thérapeutique anti-grippale exige-t-elle non seulement un agent anti-microbien, spécifique de l'appareil broncho-pulmonaire, mais encore une médication dynamogénique, susceptible de combattre l'influence déprimante de la période hivernale en prévenant la dénutrition et, surtout, en enrayant l'épuisement du système nerveux.

Cette propriété vitalisante se trouve appartenir au *Sirop Famel*, que nous avons déjà conseillé au premier point de vue : il la doit au gaïacol, au calcium et à l'acide phosphorique, dont l'association rationnelle multiplie les effets toniques et réparateurs.

---

(1) Ch. Bouchard. *Les microbes pathogènes*, page 257. Paris, librairie Baillière, 1892.

CHAPITRE III

Spécificité et Conséquences des Etats grippaux

Nous avons déjà vu que les recherches bactériologiques, effectuées dans ces derniers temps, ont porté de rudes assauts au dogme de la grippe, envisagée en tant qu'entité-maladie. Mais, comme toujours, la réaction a pu dépasser le but; et c'est avec raison que les cliniciens, tels que Barié, Le Gendre, Siredey, Apert, Boix (1) ont protesté contre le démembrement d'un processus morbide, dont il était classique d'admettre la nature spécifique depuis la clinique de J. Graves sur l'influenza et la leçon de Trousseau sur la spécificité.

Critiques des cliniciens à l'égard de la spécificité grippale.

Les adversaires des purs cliniciens ont soutenu, en effet, qu'aucun caractère, même clinique, ne permet de distinguer la grippe des simples affections catarrhales saisonnières. Andral l'avait déjà décrite comme une variété de la bronchite aiguë. et c'est une opinion analogue que parut émettre Fiessinger (2). Reproduisant les idées du professeur Monneret, G. André écrivait naguère dans la *Gazette médico-chirurgicale de Toulouse* : « La grippe doit être considérée comme une forme grave de la fièvre catarrhale »; mais il est, plus tard (3), quelque peu revenu de cette opinion. Nous ne parlerons pas des doutes formulés par F. Bezançon, Ménétrier, Léon Bernard et de certains auteurs étrangers, qui contestent, ainsi que nous l'avons vu, la spécificité grippale du bacille de Pfeiffer.

Bergé (4), plus absolu encore, professe que « la grippe n'existe pas à titre d'espèce morbide digne de ce rang dans le cadre nosologique » et qu'elle ne se distingue pas de ce qu'il appelle la *rhino-pharyngo-bronchite catarrhale aiguë*.

« Cette affection, dit-il, à localisations respiratoires multiples, à éclosion surtout saisonnière, à contagion certaine, à diffusion variable jusqu'à l'épidémie, à complications multiples et diverses, aurait une intensité non moins variable et une gamme de variété s'échelonnant de la plus ridicule bénignité à une malignité très élevée, suivant la nature de ses agents causaux, leur degré de virulence, leur association, les

---

(1) Boix. Loc. cit.
(2) Fiessinger. *Revue de médecine*, 1892.
(3) G. André. Loc. cit.
(4) Bergé. *Soc. méd. des Hôp. de Paris*, 1905.

infections secondaires surajoutées, la qualité du terrain, la prédominance du siège, etc.

« Cette proposition, cela va de soi, n'a de valeur, ajoute-t-il, qu'à condition que la classification des maladies soit et demeure ce qu'elle est actuellement : une classification des maladies à base principalement fondée sur leur localisation organique. »

Réponse des cliniciens.

Emile Boix critique, justement, cette dernière phrase qui énonce un principe faux. Où mettrions-nous, dit-il, les maladies infectieuses générales, *totius substantiæ*, telles que la fièvre typhoïde, les fièvres éruptives, la syphilis, etc., et la grippe elle-même? J'ajouterai, quant à moi : où mettrait-on les syndromes tels que l'anémie, la pléthore, la fièvre, la migraine, le rhumatisme, la constipation, etc. D'autres spécificités sont possibles, suivant le point de vue auquel on se place, et c'est ainsi que le professeur Landouzy a cru bon d'individualiser la pneumococcie, la streptococcie, la staphylococcie, la coccobacillose, etc. Le tout est de s'entendre sur le mode d'interprétation : la vérité n'est pas dans le mot, mais dans la chose qu'elle représente, et il faut que le mot lui soit, scientifiquement, adéquat.

Boix (1), partisan de l'entité bactérienne de la grippe, soutient avec raison que ses démolisseurs ne se sont préoccupés que de la forme dite catarrhale et que, d'ailleurs, cette dernière ne peut se confondre avec la rhino-pharyngo-bronchite catarrhale aiguë, qui répond au simple rhume.

« Je sais, dit-il, des malades, sujets aux rhumes et bronchites seulement depuis 1889, qui portent en eux, latent, le germe de l'influenza, lequel se réveille presque tous les ans une ou deux fois pour donner — *avec ou sans catarrhe* — le tableau de la grippe qu'ils connaissent bien. Ils ont aussi, *sans grippe*, des rhumes et bronchites dans l'intervalle et ils savent fort bien que ce n'est pas la même chose. Ordinairement *leur attaque de vraie grippe débute par des phénomènes généraux, le catarrhe rhino-pharyngo-laryngé ne survenant que le deuxième ou troisième jour et le plus souvent tout à fait insignifiant.* Au contraire, leurs atteintes de rhino-pharyngo-laryngo-trachéo-bronchite ont une marche insidieuse et progressive et, si elles donnent un peu de fièvre, les malades n'ont pas l'affaiblissement et la longue convalescence que nous retrouverons tout à l'heure. »

Nous verrons plus loin que l'élément catarrhal peut, lui-même, présenter des caractères propres ; mais, tandis que les vieux auteurs, préoccupés seulement de la grippe thoracique en raison de sa fréquence et de sa gravité, attachaient surtout de l'importance au processus phlegmasique, Boix, préoccupé surtout de la forme nerveuse, met principalement en relief « *l'intoxication immédiate plus ou moins profonde, mais durable, du système nerveux.* »

(1) E. Boix. Loc. cit.

L'infection grippale est justiciable d'une différenciation clinique.

Quelle que soit, d'ailleurs, la forme prédominante, quelle que soit la part de primitivité que l'on attache à tel ou tel élément clinique, il est certain que l'infection grippale répond à des traits caractéristiques qui justifient sa différenciation clinique, sinon au rang d'unicité bactérienne, du moins à celui d'individualité syndromique.

Nous avons suffisamment étudié dans les chapitres précédents l'épidémicité, la contagiosité, l'infectiosité, la périodicité saisonnière. Il ne nous reste plus qu'à envisager les caractères cliniques proprement dits qui peuvent le plus servir à la différenciation. On a surtout insisté sur la brusquerie du début, la brutalité de l'invasion, la rapidité d'extension des symptômes, le facies dit grippé, l'asthénie précoce et extrême, le protéiformisme, la fréquence des complications, la lenteur de la convalescence, la facilité des rechutes. Nous n'envisagerons ici ce qui doit intéresser la thérapeutique, en raison des conséquences qui peuvent s'ensuivre.

SPÉCIFICITÉ DU CATARRHE GRIPPAL

Caractères particuliers qui individualisent la marche du catarrhe grippal.

Schnaubert, dans une savante étude, rappelée par Teissier (1), a spécialement insisté sur les particularités des catarrhes grippaux. Voici les principales : 1° ils n'apparaissent que sur les muqueuses accessibles à l'action de l'air; 2° ils frappent simultanément plusieurs muqueuses; 3° ils ont une tendance marquée à former des foyers unilatéraux (rhinites d'une moitié du nez ou seulement d'une partie de cette moitié, catarrhe d'une trompe d'Eustache, d'une moitié de l'arrière-gorge, bronchite d'une moitié des poumons ou localisée à un lobe); 4° ils ont une marche grimpante, ascendante ou descendante, passant successivement du nez aux bronches ou aux intestins; 5° fréquence des récidives; 6° dans quelques cas, le catarrhe reste limité à la période sèche.

« Ces différentes particularités montrent, dit Teissier, que les catarrhes grippaux sont la conséquence de l'irritation des muqueuses par l'agent infectieux qui se trouve dans l'air et qu'ils ne dépendent plus d'un refroidissement. Les récidives, le caractère grimpant et la distribution en foyers de ces catarrhes plaident en faveur d'un contagium vivant, d'une bactérie grippique. »

Brutalité de l'invasion phlegmasique.

Paul Le Gendre (2) signale la brutalité de l'invasion phlegmasique comme un des caractères les plus frappants de l'évolution grippale. « Dans la *grippe respiratoire*, dit-il, l'invasion est généralement fatale; la toux est incessante et fatiguante; on examine le larynx au laryngoscope, et on constate qu'il est hyperémié, ainsi que la portion sous-jacente de la trachée qu'on peut apercevoir. *La diffusion*

---

(1) Teissier. Loc. cit.

(1) P. Le Gendre. *Gaz. des Hôp.*, 26 sept. 1905.

aux voies respiratoires inférieures se fait avec une très grande rapidité, en quelques heures; un malade qu'on avait vu le matin et qui n'avait que de la laryngo-trachéite présente le soir des signes stéthoscopiques pulmonaires diffus ou fixés dans les alvéoles.

« Une fois la localisation faite sur une partie de l'appareil respiratoire, elle a tendance à y stagner; c'est souvent pendant un temps fort long qu'on percevra à ce niveau des souffles et des râles avec un caractère de viscosité spécial. Voici à mon idée l'explication la plus rationnelle qu'on puisse donner de ce phénomène : je crois que *ce qui caractérise avant tout la grippe, c'est la prédominance des phénomènes nerveux et surtout la paralysie du système vaso-moteur;* il en résulte une vaso-dilatation intensive et persistante; les vaisseaux dilatés demeurent comme frappés de paralysie et ne reviennent que lentement sur eux-mêmes.

Ce qui caractérise l'attaque, c'est la prédominance des phénomènes de paralysie nerveuse.

« *Chez l'enfant*, par exemple, où les phénomènes vaso-moteurs sont puissants et rapides, on voit, en temps ordinaire, les broncho-pneumonies caractérisées par leur rapidité d'évolution et la variabilité de leur localisation; que survienne une épidémie grippale, et on verra les broncho-pneumonies et les pneumonies de l'enfance s'immobiliser, contrairement à leur marche habituelle. »

La persistance des localisations secondaires tiendrait encore, d'après Le Gendre, à ce que le système lymphatique est largement intéressé, ainsi que le prouve l'existence d'adénopathie trachéo-bronchique : la stase lymphatique viendrait s'ajouter à la stase veineuse.

La contractilité des muscles de Reissessen se trouve elle-même atteinte; il y a *paralysie bronchique*, symptôme particulièrement grave chez les vieillards, que Graves avait déjà signalé sous le nom de *paralysie pulmonaire* et que Huchard (1) a mis spécialement en valeur sous celui de *bronchoplégie*.

État parétique de l'appareil broncho-pulmonaire.

Cet état parétique du poumon, qui résulte vraisemblablement d'une intoxication bulbaire, donne aux complications pulmonaires (congestions, broncho-pneumonies, pneumonies et pleurésies) des allures spéciales, qu'il serait trop long de décrire. Mais ce qui donne à ces complications un cachet particulier, c'est qu'elles sont toujours précédées d'un état congestif, bien décrit par A. Ferrand en 1890, lequel état correspond à de l'atélectasie broncho-vésiculaire et dépend d'une perturbation nerveuse.

En somme, la rapidité avec laquelle la phlegmasie grippale s'étend jusqu'aux extrémités de l'arbre bronchique suffirait déjà à délimiter son processus catarrhal de celui qui constitue le vulgaire rhume. Ce dernier n'évolue que localement, parce qu'il ne procède que d'influences locales; l'organisme résiste, parce que la vitalité générale n'est pas en cause. Mais *que la régulation bulbaire se trouve atteinte, et on voit alors l'infection devenir grippale, c'est-à-dire déterminer une véritable sidération des défenses broncho-pulmonaires.*

Sidération des défenses broncho-pulmonaires

(1) Huchard, *Soc. méd. Hôp.*, 1890.

On a objecté que la brusquerie du début appartient à toutes les infections causées par des microbes saprophytes de l'économie : pneumonie lombaire ordinaire, érysipèles, infections urinaires ou congénitales, fièvre de surmenage, etc... Mais cette objection ne pourrait que prouver la non-spécificité pfeifferienne; elle n'a pas de raison d'être, étant donnés certains caractères spéciaux à l'infection grippale, tel que celui de périodicité saisonnière, qui manque aux infections précédentes.

En dehors de son évolution, la laryngo-trachéo-bronchite grippale présente certains signes subjectifs qui permettent de la diagnostiquer aisément. Le facies grippé est une expression dont on semble avoir abusé ; il n'est dû qu'au coryza intense, qui congestionne et fait larmoyer les yeux, qui gonfle et rougit les narines. Mais ce qui est plus caractéristique, c'est la toux et l'expectoration.

Caractères particuliers de la toux.

« La *toux*, d'abord sèche et bruyante, est bientôt suivie, dit G. André (1), d'une expectoration mousseuse, aérée, avec crachats pelotonnés et plus tard d'aspect nummulaire, contenant des grumeaux verdâtres ; c'est dans ces grumeaux qu'on a pu trouver le bacille de Pfeiffer.

« La toux dans la bronchite grippale coïncidant d'ailleurs avec des éternuements, du larmoiement, de la sécheresse de la gorge, un peu d'enrouement, est assez spéciale ; elle procède par quintes et rappelle un peu la toux férine de la rougeole. Les secousses qu'elle provoque dans le thorax donnent lieu à des douleurs pleurodyniques siégeant surtout à la base. Les crachats, d'abord gommeux et aérés, ne tardent pas à devenir visqueux, puis muco-purulents. Cette expectoration, de plus en plus abondante, devient une véritable bronchorrhée, et l'examen du crachoir fait inévitablement songer, par l'aspect nummulaire des crachats, à une tuberculose avancée. Chez l'enfant, en raison de la facilité avec laquelle s'hypertrophient les ganglions bronchiques, la toux, à caractère spasmodique, rappelle parfois étrangement celle de la coqueluche. »

Caractères particuliers de l'expectoration.

A propos des *crachats*, nous nous permettrons d'insister, avec Rappin (de Nantes) (2), sur l'aspect caractéristique qu'ils revêtent au moins dans les premiers jours. « Ils sont, dit-il, épais, visqueux, légèrement aérés et offrent à l'œil une coloration d'un vert absolument spécial, se rapprochant beaucoup de la couleur connue sous le nom de « cendre verte », couleur qui ne se retrouve, selon moi, dans aucun autre cas de détermination bronchique. Elle suffirait presque à la seule vue des crachats, à faire établir le diagnostic, si l'examen microscopique ne venait bientôt confirmer cette première opinion. Cette coloration se conserve pendant un certain temps dans l'expectoration, ainsi que j'ai pu l'observer bien des fois, et, elle va en diminuant peu à peu d'intensité, en même temps que diminue aussi le nombre

(1) G. André. Loc. cit., page 173.
(2) Rappin. *Gaz. méd. de Nantes*, 1899.

des bacilles. A la fin de la bronchite, elle devient alors d'un vert jaunâtre pour devenir presque jaune blanchâtre. Il y a là comme une gamme descendante, gamme qui permet de suivre en quelque sorte la régression du processus inflammatoire de la bronchite grippale, comme du reste dans les bronchites vulgaires, mais en conservant ses caractères particuliers.

« C'est à la fin de cette période aiguë des déterminations bronchiques grippales que le malade présente encore une expectoration tenace, d'une persistance désespérante qui, dans bien des cas, fait croire à l'existence de la tuberculose, et caractérisée également par des crachats visqueux, blanchâtres, et ayant presque la consistance du crachat pneumonique, moins sa coloration spéciale. »

Particularités cliniques de l'inflammation trachéo-bronchique d'origine grippale.

Les particularités cliniques que nous venons d'exposer, montrent que l'infection grippale donne lieu à un état d'inflammation trachéo-bronchique tout à fait spécial qui le distingue des vulgaires rhumes. Ce qui, d'une façon générale, différencie son processus catarrhal, c'est l'extraordinaire mobilité de ses déterminations bronchitiques (*catarrhe grimpant*), c'est la disproportion qui existe le plus souvent entre le peu d'intensité des lésions et la violence du complexus symptomatique (angoisse respiratoire, toux spasmodique); c'est enfin la brusquerie de ses diverses manifestations (y compris l'expectoration elle-même), ce qui lui fait donner le nom de *catarrhe purulent d'emblée*.

UTILITÉ DU TRAITEMENT CRÉOSOTÉ DE LA PLEGMASIE GRIPPALE

« Si la grippe tue, a dit GAILLARD, c'est qu'elle frappe au thorax. »

Cet aphorisme exprime bien le danger que court le poumon, par suite des infections secondaires qui sont la source des diverses complications grippales. Lorsque le malade est robuste, la maladie a chance d'être bénigne; mais dans le cas contraire, on voit passer à l'état chronique une affection qui n'aurait pu être que passagère ou, s'il existe une tare pathologique, on voit se réveiller l'affection latente ou ancienne.

Séquelles de la grippe sur les voies respiratoires.

A un certain point de vue, les complications éloignées sont peut-être plus à craindre que les complications immédiates, et c'est surtout sur les voies respiratoires que les séquelles de la grippe entraînent les plus funestes conséquences. « Tous les spasmes, dit Elie PERCEPIED (1), semblent se réveiller ou se montrer facilement à la suite de la grippe, sans doute par suite de la dépression nerveuse qu'elle provoque, et on peut les observer fréquemment dans les affections des voies respi-

(1) Elie PERCEPIED. *Revue médicale du Mont-Dore*, mai 1905.

ratoires, depuis les laryngites striduleuses jusqu'à l'asthme, en passant par le spasme léger qui accompagne les trachéo-bronchites avec début d'emphysème, ou des bronchites tuberculeuses localisées. » On voit, de même, souvent l'infection grippale favoriser l'éclosion de la coqueluche, de la rougeole ou autres infections aiguës. Mais son véritable danger réside dans la mise en train de diverses conditions favorables à la genèse, au réveil ou à l'aggravation de la tuberculose; il est d'autant plus redoutable qu'ainsi que l'avait remarqué GRAVES, les fluxions grippales ont de la tendance à se localiser aux sommets.

Il faut tarir le mal dans sa source, par la mise en œuvre d'une médication anticatarrhale.

C'est dès le début de l'infection grippale que le praticien doit songer à cette triste éventualité, et c'est pour la prévenir qu'il doit tarir le mal dans sa source, en instituant une médication syndromique, dont l'usage puisse être longtemps continué.

Nous avons longuement démontré précédemment que cette médication devait être antibacillaire et dynamogénique. Mais ces deux qualités, que réunit le *Sirop Famel*, ne s'adressent qu'au complexus pathogénique. Il faut encore une propriété antiphlogistique ou anticatarrhale susceptible d'intéresser plus directement les complexus symptomatiques, et il se trouve qu'elle appartient encore à la *médication créosotée*.

En combattant le processus phlegmasique des voies respiratoires, cette dernière contribue à rétablir l'intégrité de leur muqueuse, la rend moins vulnérable, assure les conditions locales de résistance et ferme ainsi au bacille de Koch sa porte d'entrée la plus commune.

Le traitement créosoté peut agir utilement à titre de médication substitutive.

Dans notre précédente monographie sur le « *Catarrhe bronchique* », nous avons déjà soutenu que la créosote est susceptible d'agir contre lui, à titre de médication substitutive, en déterminant une sorte de **révulsion interne, spécifique de la muqueuse de l'arbre trachéo-bronchique.** L'application en est d'autant plus opportune dans l'infection grippale que le processus phlegmasique y présente un degré tout particulier d'extensivité et de persistance, qui favorise singulièrement l'évolution tuberculeuse.

Efficacité de la révulsion directe du tractus trachéo-bronchique

Toute révulsion tend non-seulement à modérer un état congestif, comme le ferait la simple dérivation, mais encore à modifier un état inflammatoire, en stimulant la défense spontanée de l'organisme. C'est, dirions-nous, par une sorte d'auto-révulsion que celui-ci opère la régression scléreuse et la cicatrisation des lésions tuberculeuses. Les agents thérapeutiques qui ont donné, dans la cure de ces dernières, les meilleurs résultats, sont ceux qui ont pu le mieux réaliser un tel processus de réaction inflammatoire, subaiguë et progressive. En ce qui concerne la tuberculose pulmonaire, on se souvient que LIEBREICH a proposé de la traiter par l'injection sous-cutanée de *cantharidate de potasse*, dans le but de provoquer dans le poumon un état de congestion active, défavorable au développement du bacille de Koch. Mais cette substance est vraiment trop dangereuse pour être pratique.

LANDERER a également invoqué, pour expliquer l'efficacité de l'*acide cinnamique* : 1° la production d'une leucocytose générale ; 2° le développement systématique, autour du foyer tuberculeux, d'un processus aseptique d'hyperhémie active qui l'isole, le vascularise, le nécrose et le résorbe.

On connaît aussi les effets congestifs de la *tuberculine* et de la *paratoxine* de GÉRARD et LEMOINE. Enfin, les travaux de BIER (1) ont élevé au rang de méthode le traitement des maladies inflammatoires par l'hyperhémie artificielle, grâce à un ensemble de procédés qui sont applicables à un grand nombre de maladies externes ou même internes.

L'expérience a montré que la créosote est également douée d'une action hyperhémiante, et, comme son élimination se fait surtout par les bronches, nous possédons avec elle un remède pratique pour lutter contre l'état de phelgmasie catarrhale, qui est la source de tant de conséquences fâcheuses.

La forme qui convient le mieux à l'administration régulière de la créosote est la forme soluble, que FAMEL a pu réaliser après éthérification lactique de cette substance. Nous ajouterons que le chlorure de calcium, qui rentre dans la composition de son sirop, agit synergiquement avec la créosote au point de vue du traitement proprement dit des complications grippales. On sait, en effet, qu'on le préconise couramment comme antihémorrhagique et comme antitoxique, non seulement curatif, mais encore préventif. NETTER en a obtenu des résultats favorables dans la tétanie, le spasme de la glotte, la laryngite striduleuse et les convulsions, pourvu qu'on emploie des doses faibles et fractionnées. Il a également signalé son utilité dans la pneumonie, et son expérience pratique est conforme à celle de LAUDER BRUNTON et de James BARR.

ASTHÉNIE GRIPPALE

La spécificité du syndrome grippal trouve sa meilleure base dans l'atteinte profonde que subit le système cérébro-spinal au moment de l'accès lui-même, et qui se prolonge le plus souvent pendant la convalescence.

« La grippe, dit HUCHARD, aime le système nerveux. »

Prédilection nerveuse de l'infection grippale.

Une **asthénie nerveuse, précoce et persistante, disproportionnée avec les localisations organiques** : voilà le caractère qui domine l'évolution de la maladie, et dont

---

(1) BIER. *L'hyperhémie et son action thérapeutique*. Paris, librairie Masson, 1907.

l'importance est telle qu'elle n'a pas manqué de frapper tous les observateurs.

GRAVES (1) disait déjà :

« Je crois, et c'est chez moi une conviction absolue, que le poison qui cause l'influenza agit sur le système nerveux et tout particulièrement sur celui du poumon, de façon à produire des phénomènes d'excitation bronchique et de la dyspnée. »

PETER, pour mieux souligner cette prédominance nerveuse, attribuait cette qualification aux diverses formes de l'influenza : nerveuse pure, neuro-abdominale, neuro-thoracique.

Plus récemment, E. BOIX (2) a également attribué une part primitive et prépondérante à «*l'intoxication immédiate plus ou moins profonde, mais durable, du système nerveux*», et il considère l'infection grippale comme une *toxi-infection spécifique du dit système.*

La grippe réalise une toxi-infection spécifique des centres nerveux.

On comprend, dès lors, l'importance d'une thérapeutique dynamogénique, capable de relever l'activité nerveuse. On pourra la réaliser par l'usage de la caféine et de la strychnine. Mais le *Sirop Famel* y satisfera également, car sa créosote phospho-calcique se trouve également douée d'un pouvoir vitalisant, grâce aussi bien au phosphore qu'aux composés phénoliques. On sait, en effet, que BURLUREAUX (3) considère la créosote comme un médicament dynamogénique.

Utilité d'une médication dynamogénique.

« La créosote, dit-il, a une action spéciale sur l'assimilation; elle fait que les aliments ingérés profitent mieux, c'est une sorte de médicament d'épargne; nul doute, en un mot, qu'elle n'agisse sur le système nerveux central, régulateur des fonctions si obscures de la nutrition. En donnant au système nerveux une orientation déterminée, elle augmente la résistance du malade, le met en état de mieux lutter contre divers ennemis qui viennent à l'envahir. C'est un agent dynamogénique, en un mot. »

La combinaison du lactophosphate de chaux et du chlorure de calcium avec la créosote renforce encore les propriétés toniques de cette dernière, de sorte que le *Sirop Famel*, qui représente cette association sous la forme d'une éthérification, réalise le maximum d'activité avec le maximum de tolérance.

DÉNUTRITION GRIPPALE

Ainsi que nous l'avons précédemment indiqué, le *substratum biologique de la réceptivité grippale doit être recherché dans l'épuisement chronique de l'activité nerveuse, qui résulte de l'effort d'adaptation de l'organisme aux conditions du périodisme hivernal.* Le surmenage,

(1) GRAVES. *Clinique médicale*, tome I, p. 557.
(2) E. BOIX. Loc. cit.
(3) BURLUREAUX. *Traitement de la tuberculose par la créosote*, 1891.

que crée la vie sociale moderne et que favorisent encore les tares pathologiques, entraîne la déchéance de la vitalité et explique comment l'individu peut devenir subitement la proie des facteurs morbides de l'ambiance. Ainsi que le disait fort justement PETER, « la grippe, malthusienne sans pitié, balaye les non-valeur sociales. »

La grippe réalise l'épuisement chronique de la vitalité nerveuse.

L'état d'adynamie profonde dans lequel le grippé se trouve brusquement plongé, présuppose une diminution préalable de la résistance nerveuse, qui marche de pair avec un certain degré de consomption nutritive, liée à une suractivité particulière des phénomènes de désassimilation. La crise infectieuse qui le frappe dérive d'une sorte de syncope ou collapsus des fonctions dynamogéniques, d'une sorte d'inhibition des mécanismes défensifs, qui entraînent la réaction et, par suite, la faillite de l'appareil prédominant.

Collapsus des mécanismes défensifs.

Les complications immédiates qui peuvent résulter de l'invasion grippale, se rattachent aux chapitres les plus divers de la pathologie, et leur gravité résulte de l'intervention successive d'infections mixtes, contre lesquelles le traitement créosoté se montre des plus efficaces.

Ce traitement s'impose d'autant plus que la grippe, même dépourvue de complications, n'est pour ainsi dire jamais inoffensive; souvent elle réveille une affection latente (néphrite, lithiase biliaire, dyspepsie, appendicite, cardiopathie, tuberculose locale, etc.); presque toujours elle donne un coup de fouet à une maladie préexistante et, le plus souvent, elle laisse des séquelles variées, notamment sur le système nerveux et le myocarde.

Manifestations de la dénutrition grippale.

Le principal danger réside dans la détermination de conditions de terrain, éminemment propices à l'éclosion de la tuberculose. La dénutrition est rapide, intense et persistante, au point que l'amaigrissement peut, d'après HUCHARD, aller jusqu'à 24 et 34 livres, et que la convalescence comporte une durée moyenne de trois mois.

Peu d'études ont été faites pour démontrer, au point de vue physio-clinique, l'importance de cette dénutrition.

Néanmoins, un certain nombre d'auteurs ont noté, au cours de l'infection grippale, de l'hyperleucocytose polynucléaire, et il est évident que du phosphore doit être emprunté aux tissus vivants pour la formation du noyau des globules blancs.

Chez quelques enfants, LAUMONNIER a constaté une notable diminution des hématies et du taux de l'hémoglobine. Il y a donc globulolyse, et c'est ce qui explique l'état d'anémie ainsi que l'augmentation urinaire des dérivés de l'hémoglobine (urobiline et urohématine).

D'après FIESSINGER et d'après ALISON (1), les urines

(1) ALISON. *Arch gén. de méd.*, 1890.

sont peu abondantes et souvent albumineuses. L'albuminurie serait constante, d'après LE GENDRE.

LAUMONNIER a noté chez les enfants la diminution du coefficient d'oxydation azotée, ce qui témoigne d'une incomplète transformation des déchets azotés. Mais le fait qui doit surtout retenir l'attention, c'est celui de la *déminéralisation phosphatique*, qui a été relevé par CAPPELLE et par LAUMONNIER, mais dont les conséquences ont été principalement bien mises en relief par Albert ROBIN.

Phosphaturie des grippés.

On sait, en effet, quelle part il faut attribuer, dans la pathogénie du processus tuberculeux, à la déphosphatation et à la décalcification de l'économie. Aussi, nous paraît-il inutile d'insister sur l'utilité de la combinaison de la médication phosphocalcique avec la médication créosotée dans le traitement rationnel de l'état grippal. Le *Sirop Famel* (lacto-créosote phospho-calcique) présentera les meilleures garanties pratiques, à ce point de vue, en empêchant la grippe de devenir tuberculisable.

CHAPITRE IV

Médication antigrippale

Ce serait entreprendre un petit traité de thérapeutique que vouloir exposer le traitement qui convient aux diverses manifestations ou formes de la grippe. Aussi, nous contenterons-nous d'envisager ce qui concerne la pharmacothérapie générale de cette infection, en nous fondant sur les considérations d'étiologie et de pathogénie que nous avons précédemment exposées. Nous serons d'ailleurs très brefs, car, au cours de ces considérations, nous avons déjà indiqué, au fur et à mesure, les principes de cette pharmacothérapie et donné notre opinion sur la médication qui nous paraît actuellement la plus rationnelle.

Nous devons dire tout d'abord que, *si réellement il y a polymicrobisme, si réellement il y a bio-cosmisme, il ne saurait y avoir de médication réellement spécifique.* Le traitement se résumerait donc à empêcher les complications, à enrayer les conséquences de l'état grippal.

Inutilité d'une prophylaxie générale.

Que penser de la *prophylaxie générale?* « Tenter de mettre obstacle à l'envahissement d'une région, d'une ville, par l'influenza, c'est, dit justement ANDRÉ (1), chercher à résoudre un problème insoluble; c'est un rêve, une utopie scientifique; dans sa marche capricieuse et vagabonde, la grippe déjouera tous les règlements sanitaires, toutes les mesures administratives et toutes les quarantaines... D'ailleurs, une épidémie, en quelque sorte planétaire et ubiquitaire, déjoue toutes les mesures prophylactiques internationales; seule, la prophylaxie individuelle peut avoir quelques chances d'aboutir à des résultats positifs. »

Les règles de cette prophylaxie individuelle sont les mêmes qu'à propos de toute infection des voies respiratoires; aussi ne nous y arrêterons-nous pas.

On a proposé, comme médicaments préventifs, le sulfite de chaux (W. GREEN), le naphtol, le salol, et surtout le sulfate de quinine (MOSSÉ); mais il est difficile de dire la confiance qu'on peut leur accorder. Quant à la vaccination grippale, elle est, nous le répétons, peu conciliable avec le fait de l'étiologie poly-microbienne.

---

(1) G. ANDRÉ. *Loc. cit.*, p. 431.

PRÉTENDUS SPÉCIFIQUES

De nombreux spécifiques ont été préconisés, mais ce titre ne leur convient que dans une faible mesure, car le plus souvent ils ne visent pas la longue asthénie de la convalescence, qui est la source des principaux ravages.

Sulfate de quinine.

Dans la période aiguë de l'infection grippale, celui qui semble le mieux mériter la faveur est incontestablement le *sulfate de quinine*, que GELLIE (de Bordeaux) a, le premier, systématiquement employé en 1889, et dont TEISSIER (1) a démontré l'action empêchante à l'égard de la diplobactérie qu'il a considérée comme agent pathogène. D'après MOSSÉ (de Toulouse) (2), la quinine, prescrite à doses relativement élevées, exerce une action préventive et frénatrice sur les manifestations de l'infection grippale; et, comme lui, GAILLARD (3) pense qu'administrée, dès le début, à la dose de 1 gramme de sulfate ou chlorhydrate, elle peut sinon juguler la maladie, du moins en atténuer la rigueur et, peut-être, en conjurer les complications.

La quinine agit à titre d'antithermique et d'antiseptique général. Mais HUCHARD la considère surtout comme un médicament antifluxionnaire, tonique, vaso-constricteur et hypertenseur, et l'associe à l'ergot de seigle (0 gr 10 d'extrait aqueux d'ergot et 0 gr. 10 de sel de quinine pour une pilule. Six à dix pilules par jour).

L'antipyrine est contre-indiquée.

Quant à son association avec l'antipyrine, elle est, d'après HUCHARD, antiphysiologique; c'est un mariage contre nature. La nature même de la maladie semble plutôt contre-indiquer l'usage de l'antipyrine, lequel, dit LANDOUZY, est *plutôt réflexe que réfléchi*. On sait, en effet, que cet antithermique est un dépresseur du système nerveux, tandis que l'infection grippale est essentiellement hyposthénisante.

Nous ne nous arrêtons pas aux *dérivés salicylés*, dont l'action est surtout antinévralgique, ou au *chlorhydrate d'ammoniaque*, qui a été préconisé en 1847 par MAROTTE et qui peut être utile comme stimulant diffusible, expectorant, diurétique et diaphorétique.

Bienfaits du tannin.

ALISON (de Baccarat) (4) a vanté les bienfaits du *tannin* à la dose de 1 gr. 50 à 2 gr. 50 par jour, en cachets, chez l'adulte. Ce médicament n'arrête pas, il est vrai, l'évolution de la maladie, mais il en améliore notablement les symptômes généraux.

Essence de cannelle.

J.-C. ROOS (5) a également proposé, pour le traitement de la grippe, l'*essence de cannelle*, dont il a réglé l'emploi de la façon suivante. Il prescrit deux fois 12 gouttes de

---

(1) TEISSIER. Loc. cit.
(2) MOSSÉ. *Rev. de méd.*, 1895.
(3) GAILLARD. *La Grippe*. Librairie Baillière, 1898.
(4) ALISON. *Arch. gén. de méd.*, 1890.
(5) J.-C. ROOS. *Thérap. Monatsch.*, 1907, n° 4.

cette essence, dans un demi-verre d'eau, à une heure d'intervalle et, deux heures après, 10 gouttes toutes les heures jusqu'à ce que la température soit redevenue normale; 24 ou 48 heures après, on administre 10 gouttes trois fois par jour.

Efficacité du calomel.

DUMAS (de Ledignan) (1) a systématiquement employé le *calomel* et n'a eu qu'à se louer de son efficacité, surtout dans les graves complications portant sur l'appareil respiratoire et sur les centres nerveux. Il estime que ce corps n'agit ni comme purgatif, ni comme calmant, ni comme antifébrile. « Le calomel, si puissant pour activer et modifier les sécrétions abdominales et surtout celles du foie, doit, dit-il, momentanément centupler les forces destructives de cette glande sur les poisons et assurer la prompte *désintoxication du sang*. »

Plus récemment, G. FREUDENTHAL a également signalé les effets abortifs du calomel, pourvu qu'on l'administre avant le troisième jour à partir du début de la grippe. Mais il faut se garder de prescrire les analgésiques avant de tenter cette cure, sous peine de voir se prolonger la durée de l'affection. FREUDENTHAL emploie, chez l'homme, 0 gr. 20 de calomel en deux fois et, chez la femme, 0 gr. 15 en trois prises.

J.-A. O'NEILL (de New-York) assure que l'efficacité du calomel peut être notablement accrue par l'adjonction de *poudre de Dower* et conseille de donner, le soir au coucher, le mélange suivant :

Poudre de Dower..................	0 gr. 60
Calomel à la vapeur............	0 gr. 18
Bicarbonate de soude...........	0 gr. 12

Mêlez. — Pour un cachet seulement.

Instituer, aussitôt que possible, le traitement créosoté.

Tels sont les principaux spécifiques qui méritent d'arrêter l'attention. Mais ils ne répondent que plus ou moins à leur titre, et nous pensons que, s'il est bon de les mettre en œuvre dès le début de l'infection, il faut, lorsque cette dernière ne rétrocède pas assez rapidement, instituer le traitement créosoté et le maintenir pendant toute la durée de la convalescence. Ce traitement m'a paru devoir être considéré comme le meilleur comme curatif et préventif et pourrait à la rigueur suffire comme traitement de fond. Mais il sera bon de lui adjoindre l'usage de la *caféine*, de la *strychnine* et de l'*arsenic*, suivant qu'il s'agira, dans tel ou tel cas particulier, de soutenir le cœur défaillant, de combattre l'état d'adynamie ou d'enrayer la consomption. *L'iode* se trouve aussi indiqué, pendant la période de convalescence, à titre d'excitant spécifique du tissu lymphoïde.

Nous avons vu que l'état grippal résulte, en réalité, d'une déchéance organique et, par conséquent, la thérapeutique antigrippale doit tendre surtout à relever et à multiplier les défenses phagocytaires. C'est à ce but que

---

(1) DUMAS. *Nouveau Montpellier médical*, 14 déc. 1895.

répond le *Sirop Famel,* dont la *lacto-créosote* constitue la base fondamentale.

BIENFAITS DE LA MÉDICATION CRÉOSOTÉE

Bases pharmacologiques de l'emploi de la créosote dans les affections broncho-pulmonaires autres que la tuberculose.

Depuis longtemps utilisée dans le traitement de la tuberculose pulmonaire, la créosote a été presque exclusivement réservée à cette maladie. Mais c'est à tort, ainsi que l'ont principalement montré SCHOULL et REMLINGER (1). Expérimentant cet agent médicamenteux dans les affections des voies respiratoires autres que la tuberculose, ces auteurs en ont reconnu l'efficacité et ont pu confirmer par des recherches bactériologiques les assertions de la clinique. La conclusion à tirer de leurs expériences est que, toutes réserves faites sur les propriétés dynamogéniques et balsamiques de la créosote, ses propriétés antiseptiques vis-à-vis du bacille de Koch ont eu le tort de faire perdre de vue les propriétés bactéricides autrement puissantes qu'elle possède vis-à-vis d'autres espèces microbiennes, vis-à-vis du pneumocoque et des bactéries de la suppuration. En effet, les animaux à qui on a injecté de l'huile créosotée à titre préventif paraissent mieux lutter contre la septicémie pneumococcique. De plus, leur sérum acquiert bientôt la propriété d'agglutiner le pneumocoque, ce qui permet de comprendre les heureux effets de la médication créosotée dans les affections causées par ce micro-organisme. Aussi constate-t-on, dans l'expectoration pneumonique, une diminution rapide des pneumocoques, en même temps qu'une diminution précoce de leur virulence. *La médication créosotée paraît ainsi non-seulement pouvoir prévenir la pneumonie, mais encore devoir l'aider puissamment dans sa marche naturelle vers la guérison.* Or, ne s'agit-il pas là de la plus grave complication immédiate de l'infection grippale; et il n'est pas besoin de dire les avantages du *Sirop Famel* (lacto-créosote phospho-calcique) au point de vue de la prévention des conséquences éloignées, et surtout de la prophylaxie antituberculeuse.

La médication créosotée prévient et guérit les complications broncho-pneumoniques.

Récemment encore, SCHOULL (de Nice) (2) a de nouveau insisté sur **l'efficacité de la créosote dans la pneumonie et la broncho-pneumonie.** Combinée à la médication classique, elle est parfois suffisante et permet aux phénomènes morbides de s'amender en général très rapidement. Grâce à ce traitement, la mortalité est presque nulle.

Bienfaits spéciaux de la créosote dans l'infection grippale.

En ce qui concerne les bienfaits spéciaux de la créosote dans l'infection grippale, nous citerons particulièrement les travaux cliniques de J. ISELIN (de Glaris), et de Napoléon MARINI (d'Alep).

---

(1) SCHOULL et REMLINGER. *Bulletin de l'Hôpital civil français de Tunis*, 1900 et 1901.

(1) SCHOULL. *Soc. de méd. de Paris*, 14 mai 1909.

Ce dernier (1) insiste surtout sur l'indication formelle de prescrire systématiquement la créosote à tout grippé ayant l'expectoration muco-purulente ou franchement purulente. Non-seulement elle combat sur place le microbe pathogène, mais encore elle annihile les toxines jusque dans les tissus les plus intimes, de sorte qu'elle supprime la convalescence traînante de la grippe. « Tous les malades, dit-il, qui se servaient de la créosote au cours de l'infection grippale pulmonaire, vaquaient à leurs occupations dès le cinquième jour de la guérison ». Si on adopte l'usage du *Sirop Famel* au point de vue de la sécurité antituberculeuse, nous conseillerons d'en continuer l'usage jusqu'au complet rétablissement de l'équilibre nutritif, dont on pourra juger par le retour du poids à la normale.

Que penser de l'usage du cacodylate de gaïacol dans la pratique courante.

Le mode d'action de la créosote est généralement celui du *cacodylate de gaïacol*, que le Dr Barbary a introduit pour la première fois en 1900 dans la thérapeutique antituberculeuse, et que, depuis, Burlureaux (2) et Barbary (3) ont prôné comme remède spécifique de la grippe. Mais la nécessité où l'on se trouve d'administrer ce corps en injections hypodermiques en limitera beaucoup les applications, surtout en ce qui concerne une infection aussi commune et aussi imprévue que l'infection grippale.

L'ingestion de créosote est seule pratique.

L'ingestion constitue donc, en ce cas, la seule méthode pratique, sans compter qu'au point de vue de l'activité médicamenteuse, *la créosote est douée d'une efficacité certainement supérieure à celle du gaïacol*. En effet, ainsi que nous le disions dans notre précédente monographie sur « le catarrhe bronchique », *l'association de plusieurs éléments, doués de propriétés analogues, augmente la valeur thérapeutique du mélange et représente une entité pharmacothérapique, que ses constituants ne peuvent remplacer.*

Le mode d'administration n'est pas, non plus, indifférent à l'efficacité, puisqu'il peut permettre une tolérance plus grande. On sait, en effet, que le principal obstacle à l'usage de la créosote par la voie buccale réside dans sa causticité, laquelle est due aux phénols qui entrent dans sa constitution.

Avantages des éthers de la créosote.

Or, en éthérifiant ces phénols, c'est-à-dire en les combinant avec un radical d'acide, on obtient des dérivés, dits *éthers de la créosote*, dans lesquels l'odeur, l'action corrosive et la toxicité de la substance-mère se trouvent plus ou moins atténuées. Leur saponification, qui s'opère dans le milieu intestinal, permet de dégager la créosote à l'état naissant et d'obtenir ainsi une action graduelle et réfractée, qui prolonge les bienfaits de la médication, en permettant de réduire la dose efficace.

(1) Napoléon Marini. *Journal des Praticiens*, 13 juillet 1907.
(2) Burlureaux. *Société de thérapeutique*, séance de janvier 1906.
(3) Barbary. *Académie de médecine*, 5 mars 1907.

PROPRIÉTÉS SPÉCIFIQUES DU SIROP FAMEL

Le lactate est le plus rationnel des dérivés créosotés.

Parmi les dérivés créosotés qui répondent à ces conditions, celui qui représente la base du *Sirop Famel* paraît le mieux répondre au but cherché. L'attention de l'auteur fut particulièrement sollicitée par l'intérêt que présente *l'éthérisation de la créosote par l'acide lactique*. On obtient, en effet, ainsi une *lacto-créosote beaucoup plus soluble* que les dérivés précédents, d'où se trouvent éliminés les produits secondaires que l'on rencontre même dans la créosote rectifiée.

De plus, le lactate de créosote n'a ni le goût désagréable, ni les propriétés irritantes de la créosote. Aussi, cette nouvelle forme non-seulement n'entrave plus la suralimentation, mais, au contraire, constitue un agent précieux par ses qualités stimulantes et antiseptiques.

Il est plus soluble.

C'est une combinaison d'ordre plus complexe que les carbonate, phosphite de créosote, etc., offrant cet avantage qu'elle est plus soluble et contient une plus forte proportion de principe actif. Sa saponification est rapide, son élimination régulière et sans accumulation, sa toxicité faible. Elle *permet donc l'application de la médication créosotée dans des limites plus larges* que jusqu'à ce jour.

Ce n'est pas tout que de trouver le meilleur mode d'administration. Il faut encore chercher la forme qui se prête le mieux à l'absorption, sous peine de voir le médicament traverser inutilement les voies digestives.

Le Sirop Famel en favorise l'absorption.

Famel semble jusqu'à présent avoir donné la meilleure solution du problème, en mettant la lacto-créosote en double combinaison avec le lacto-phosphate de chaux.

La saponification est rapide, l'élimination régulière et sans accumulation, la toxicité faible.

On sait, en effet, que les diverses combinaisons ou mieux éthérifications de la créosote par les acides carbonique, phosphoreux, cinnamique, etc., se dédoublent, par saponification dans le milieu intestinal, en créosote et en acide. Il en est de même pour la lacto-créosote.

Grâce à la propriété qu'a le chlorure de calcium de solubiliser la créosote.

Or, *le chlorure de calcium jouit de la propriété de solubiliser la créosote*. C'est donc un avantage que d'adjoindre au dérivé créosoté du lacto-phosphate de chaux convenablement enrichi de chlorure de calcium, de façon à opérer la redissolution immédiate de la créosote mise en liberté dans les voies digestives.

Dans ces conditions, la créosote est rapidement absorbée sans irritation de la muqueuse gastro-intestinale. Voire même, l'assimilation se trouve facilitée, car on sait l'action favorisante des sels de calcium au point de vue de la digestibilité en général et du lait en particulier.

Grâce à cette ingénieuse adjonction, on profite aussi des propriétés hémostatiques et antitoxiques du chlorure de calcium. La présence d'acide lactique enraye les fermentations gastro-intestinales et combat les manifestations diarrhéiques. Enfin, on satisfait à la récalcification et à la reconstitution phosphorée, ce qui est, nous l'avons vu, de la plus haute importance pour le maintien de la vitalité et de la résistance.

Il réunit les avantages du chlorure de calcium, de l'acide lactique, et de l'acide phosphorique.

Donc, le *Sirop Famel* représente une véritable synthèse thérapeutique, et, comme nous le disions au début, une **médication syndromique**, même au point de vue de la prévention antituberculeuse.

Posologie.

Voici quelle est sa teneur en principes actifs par cuillerée à soupe :

Lactate de créosote soluble	0 gr. 20
Phosphate de chaux	0 gr. 50
Codéine	0 gr.005
Alcoolature d'aconit	II gouttes

Sa dose quotidienne efficace est, chez l'adulte, de trois ou quatre cuillerées à soupe par jour. On l'emploie pur ou, mieux, dans une tasse de tisane chaude sucrée.

Les cuillerées à soupe seront remplacées par des *cuillerées à dessert chez les enfants de 8 à 12 ans, par des cuillerées à café chez les enfants plus jeunes.*

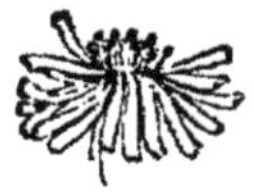

CONCLUSIONS GÉNÉRALES

1° La médecine doit tendre de plus en plus à devenir biologique, et c'est surtout cette tendance qui doit dominer l'étude des affections saisonnières.

2° La bactériologie ne peut donner la clef définitive de tous processus infectieux; c'est la réactivité de l'organisme qui subordonne, en principal ressort, leur genèse et leur évolution.

3° La susceptibilité morbide se rattache, en fin de compte, à des oscillations spécifiques de l'activité nerveuse.

4° Chaque individualité se distingue par une forme spéciale de *périodisme bio-cosmique*, qui correspond à un certain effort d'adaptation et qui entraîne un cycle particulier des phénomènes nutritifs.

Il résulte des modalités constitutionnelles, corrélatives du périodisme saisonnier, qu'il existe une pathogénie, liée non seulement à l'exaltation météorologique de la virulence microbienne, mais surtout à la réceptivité que crée la défaillance des fonctions de défense, par suite de l'épuisement de l'activité nerveuse, régulatrice du métabolisme saisonnier.

C'est ce qui légitime la mise en relief d'une pathogénie et d'une réceptivité, que nous qualifions de *bio-cosmiques*.

5° L'infection grippale comporte une véritable sidération nerveuse, qui répond à la *spécificité d'un syndrome clinique* et qui, en démontrant l'affinité de localisation des toxines microbiennes, dénote en même temps le lieu de moindre résistance de l'économie.

Cette atteinte de la vitalité, qui est le trait caractéristique de l'affection et relègue au second plan les symptômes de phlegmasie, permet de concevoir la multiplicité des formes cliniques et la variété de nature de l'élément microbien incriminé, lesquelles sont fonction de la variabilité de résistance et des variations de réactivité.

6° La vitesse d'épidémicité se comprend moins avec la théorie de la contagion pure et simple qu'avec le fait d'une concordance fatale d'états biocosmiques, prédisposant à une infection et en subordonnant la spécificité.

La *réceptivité bio-cosmique* pourra permettre d'expliquer la prédominance des formes grippales et leur diversité d'évolution clinique.

7° Le syndrome grippal a pour point de départ une exaltation particulière de la virulence symbiotique des hôtes habituels de nos cavités naturelles. Son évolution est liée au fait presque constant des associations microbiennes et à l'intervention successive d'infections secondaires.

Mais l'infectiosité de la période hivernale dépend surtout d'une infériorité des conditions de résistance, provoquée par l'exagération prépondérante du mouvement de dénutrition, grâce au surmenage chronique de l'activité nerveuse. Elle dériverait donc, en dernière analyse, d'un défaut de régulation bio-cosmique, si bien qu'en thèse générale, on peut concevoir la maladie de l'animal comme un fragment de la maladie totale de l'univers.

8° Les conditions climatériques peuvent déplacer dans un sens ou dans l'autre le sens de la morbidité, mais elles n'entament pas le fait même de sa cyclicité annuelle, elles ne font que modifier les courbes de patho-périodisme saisonnier.

9° Le mouvement pathologique hivernal se traduit par une recrudescence successive d'états morbides dont les étapes peuvent être relativement estimées de la façon suivante. Dans la *période pré-hivernale* surviennent les affections simplement catarrhales et fluxionnaires; *en hiver* domine l'infection grippale, et la *période post-hivernale* se caractérise surtout par l'éclosion de la pneumonie. De plus, de l'automne au printemps, la fréquence des déterminations morbides va en diminuant, tandis que leur gravité va en augmentant.

Les lois qui président à l'évolution de la morbidité hivernale se retrouvent, avec le même sens, lorsque l'on considère, pendant la même période, l'évolution de la pathologie individuelle.

Les phlegmasies catarrhales ne font donc toujours que labourer pour l'éclosion de l'infection grippale, dans un laps de temps plus ou moins reculé. D'où la nécessité de ne pas négliger le traitement des catarrhes, dès qu'ils surgissent.

10° La réhabilitation des météores ne doit pas se limiter à la part d'influence morbide, qui revient aux conditions météorologiques, présentes ou antérieures; elle doit s'étendre à la détermination des constitutions morbides qui dépendent du périodisme cosmo-tellurique. Si le terrain vaut le microbe, la réceptivité bio-cosmique vaut bien l'hypervirulence microbienne d'ordre météorologique.

11° Au point de vue des influences telluriques, on peut penser que microbes et météores ne diffèrent, au fond, qu'en ce que les premiers représentent des facteurs vivants et les seconds des facteurs inertes. Mais ni les uns ni les autres ne jouissent du privilège de spécificité, surtout en ce qui concerne l'infection grippale, laquelle est le résultat d'un concours d'actions mixtes.

Ce qui, d'ailleurs, constitue la spéficité, d'une façon générale, ce n'est pas l'agent modificateur, c'est l'organisme ou la partie de l'organisme qui subit la modification.

12° Le froid, l'humidité et le vent constituent les agents météorologiques les plus funestes, et leur combinaison est plus nocive que chacun d'eux, car ils concourrent simultanément au même danger : la réfrigération profonde de l'économie.

Si le refroidissement n'est pas seulement local, mais général, c'est-à-dire que l'atteinte de la vitalité porte non-seulement sur l'appareil broncho-pulmonaire, mais sur le système nerveux lui-même qui commande la régulation thermique, ce n'est plus une affection ou une complication locale que l'on observe, il se déclare alors le syndrome grippal.

La vitalité se trouve surtout compromise par les oscillations étendues, subites et fréquentes, du milieu ambiant. Ce qui importe, c'est moins le degré de la variation que sa brusquerie, c'est moins la durée des variations que la soudaineté ou la répétition de leurs alternatives.

13° L'infection grippale est justiciable d'une différenciation clinique, tant au point de vue de la marche du processus phlegmasique que de l'allure symptômatique, résultant de l'asthénie précoce, profonde, persistante et disproportionnée avec les localisations organiques.

14° En raison du rôle capital que jouent le polymicrobisme et le bio-cosmisme, la thérapeutique antigrippale ne peut se réduire à un traitement spécifique. Il faut surtout empêcher les complications et enrayer les conséquences des états grippaux.

15° La *médication créosotée* nous a paru être celle dont l'indication est la plus rationnelle, car non-seulement elle active la cure de l'infection grippale, mais encore elle peut prévenir les complications pneumoniques et éviter la tuberculisation.

16° Le *Sirop Famel* (lacto-créosote soluble, phospho-calcique) offre les meilleurs garanties, en temps que médication syndromique (antigrippale), car il présente la créosote sous une forme soluble et en une association synergique, qui en assurent la tolérance et l'efficacité.

TABLE DES MATIÈRES

Bar-s-Aube, imp. A. LEBOIS & ses Fils

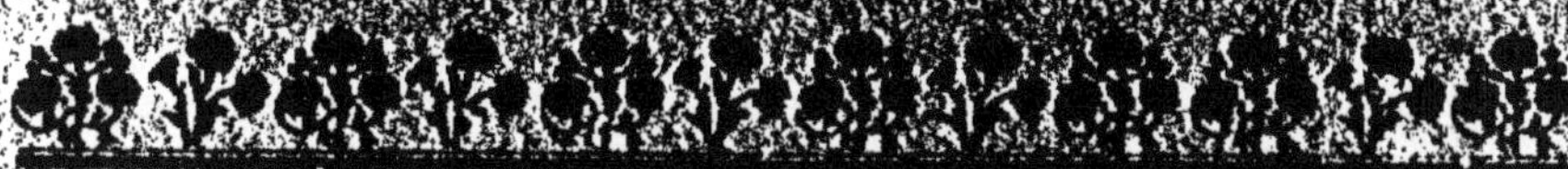

Lacto Créosote soluble

SIROP FAMEL

AU

Lactate de Créosote soluble

PHOSPHATE de CHAUX, CODÉINE, ACONIT, etc.

Le meilleur spécifique contre la TOUX, spécialement contre les Quintes des Tuberculeux, les Bronchites Chroniques et les Affections Catarrhales, à base de Véritable Créosote de Hêtre sous une nouvelle forme soluble, permettant l'application de la médication créosotée sans répugnance ni irritation du tube digestif.

MODE D'EMPLOI. — Trois ou quatre cuillerées par jour pur ou dans de la tisane.

Flacon, 4 fr. — 3 Flacons : 10 fr. franco

Envoi franco d'échantillon à MM. les Docteurs qui nous feront demande

Gros : P. FAMEL, 86, rue de la Réunion, Paris

ET PRINCIPALES PHARMACIES

A LA MÊME LIBRAIRIE

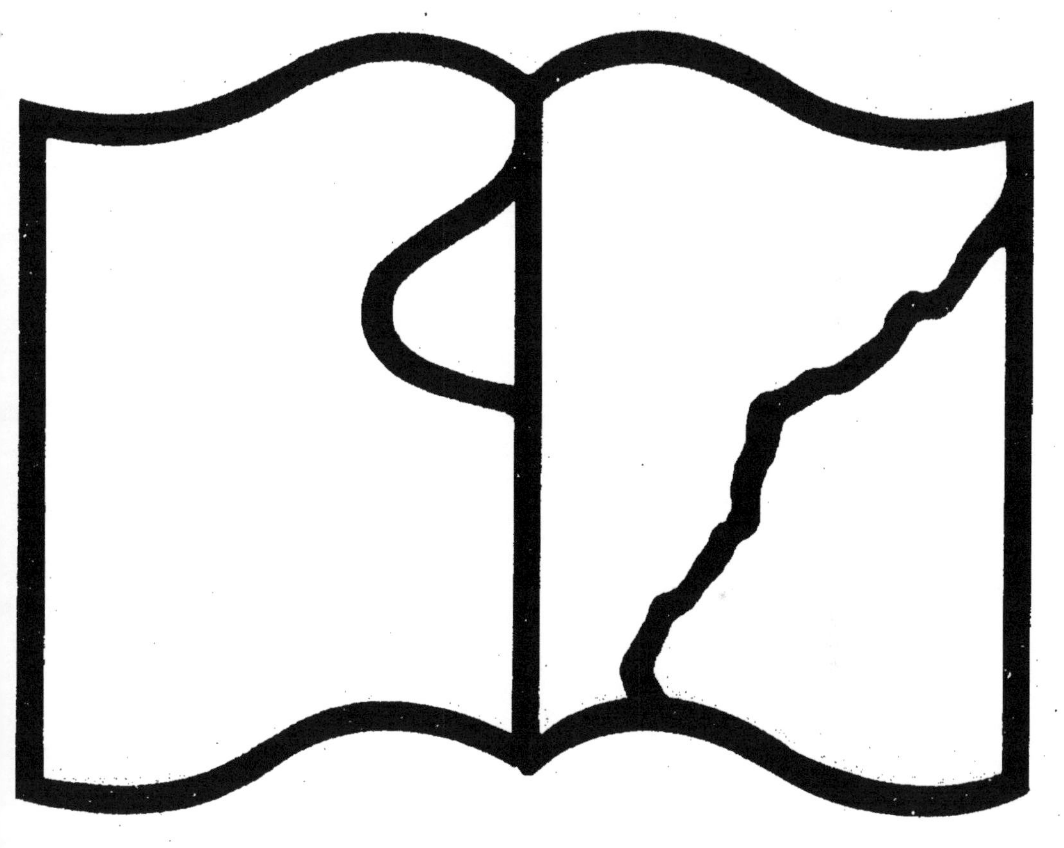

Texte détérioré — reliure défectueuse

NF Z 43-120-11